超強練肌圖鑑

南瓜肩、鬼背，打造理想體態不盲練，
體大教授＋健美金牌選手不藏私的 188 個訓練動作全剖析

世界一細かすぎる筋トレ図鑑

岡田隆／著

林雯／譯

前言

給無法達成理想體態的你

「開始肌力訓練半年後，肌肉就不再增加」、「雖然很努力，卻徒勞無功」、「想練臀部，結果腿變粗了」……。

做肌力訓練的人常會遇到理想和現實的差距，總是為「雖然發憤練習，卻無法達成理想體態」而煩惱。為了拯救這些人，我們健身教練費盡心思，提出合適的方法。最近，健身房如雨後春筍般出現，社群網站、影音分享網站的健身資訊也多如牛毛，想做肌力訓練的人再也不愁找不到方法了。

但即便如此，理想和現實的差距恐怕仍不會消失。；因為每個人的身體都不一樣，訓練目的、所處環境也各有不同。就算是同一個人，訓練需求也會依時間而改變，很難為每個人量身定制最適合的訓練項目。那麼，該怎麼辦呢？

最好的方法就是練習當自己的健身教練。也就是說，無論你要「鍛鍊上胸」、「瘦小腹」，或「這個月練人魚線」，都可依照不同的目的，選擇最適

合的訓練。

為此，我們必須盡可能細分訓練目的，再依不同目的提出成千成百種訓練項目，其中的關鍵字是「解剖學」。肌肉的結構極其複雜，最適合的訓練項目、姿勢也依每個人想練的重點而不同。另外，我們通常將肌肉視為一整塊，忽略肌肉的細節；為了突破停滯期，必須針對每塊細部肌肉，給予不同的刺激。

對於肌力訓練，我有兩種觀點；一是身為研究者的「科學觀點」，一是身為健美運動員的「經驗觀點」。在本書中，我會用這兩種觀點，盡可能囊括多種訓練項目，為大家全面說明。坊間許多書籍會宣稱「B方法優於A方法」，本書不會如此主張。請大家把本書當做「辭典」或「圖鑑」，不要當做「聖經」。現在，讓我們開始新型態的訓練方式，自己選擇想練的部位，好好鍛鍊吧！

岡田　隆

CONTENTS

今天想練哪塊肌肉？

選擇

想練的部位

三個大範圍可供選擇！
你可以選胸、肩、腹部等大範圍的肌群！
也可以精確鎖定細部肌肉的位置！
以理想身形為目標，選擇想鍛鍊的部位，
給肌肉適當的刺激！

三個目標範圍

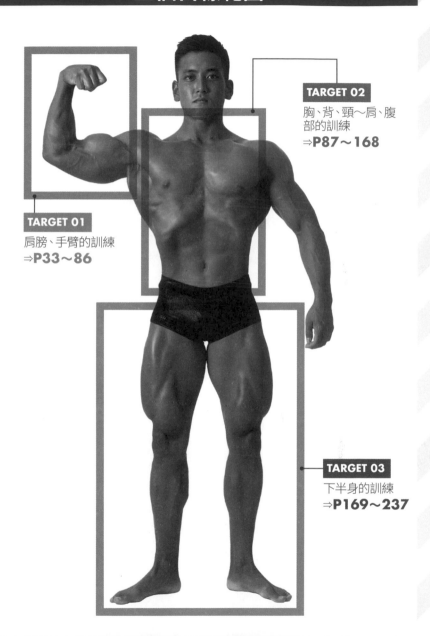

TARGET 02

胸、背、頸～肩、腹部的訓練
⇒**P87～168**

TARGET 01

肩膀、手臂的訓練
⇒**P33～86**

TARGET 03

下半身的訓練
⇒**P169～237**

FRONT

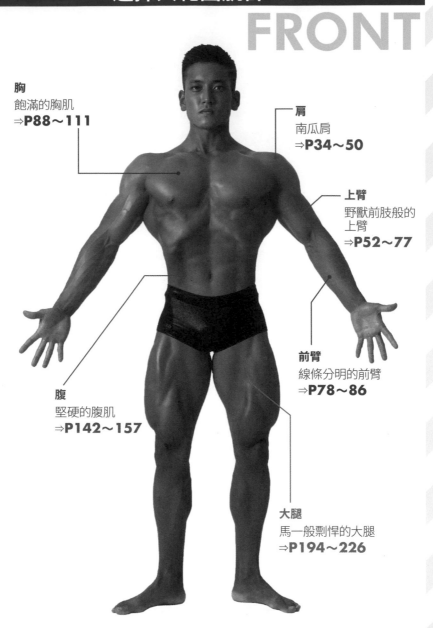

胸
飽滿的胸肌
⇒P88〜111

肩
南瓜肩
⇒P34〜50

上臂
野獸前肢般的
上臂
⇒P52〜77

前臂
線條分明的前臂
⇒P78〜86

腹
堅硬的腹肌
⇒P142〜157

大腿
馬一般剽悍的大腿
⇒P194〜226

選擇大範圍肌群 02

BACK

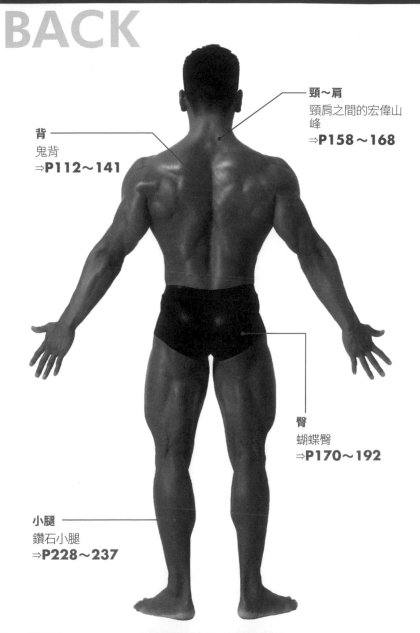

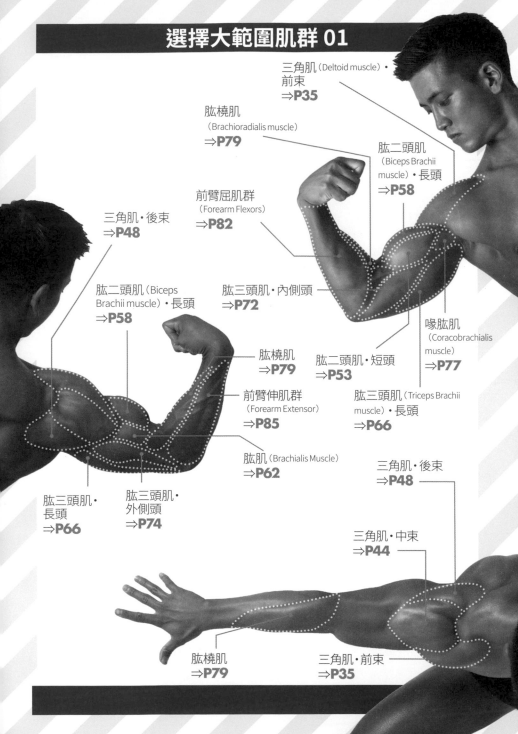

選擇大範圍肌群 01

三角肌（Deltoid muscle）・前束
⇒**P35**

肱橈肌（Brachioradialis muscle）
⇒**P79**

肱二頭肌（Biceps Brachii muscle）・長頭
⇒**P58**

前臂屈肌群（Forearm Flexors）
⇒**P82**

三角肌・後束
⇒**P48**

肱二頭肌（Biceps Brachii muscle）・長頭
⇒**P58**

肱三頭肌・內側頭
⇒**P72**

喙肱肌（Coracobrachialis muscle）
⇒**P77**

肱橈肌
⇒**P79**

肱二頭肌・短頭
⇒**P53**

前臂伸肌群（Forearm Extensor）
⇒**P85**

肱三頭肌（Triceps Brachii muscle）・長頭
⇒**P66**

肱肌（Brachialis Muscle）
⇒**P62**

肱三頭肌・長頭
⇒**P66**

肱三頭肌・外側頭
⇒**P74**

三角肌・後束
⇒**P48**

三角肌・中束
⇒**P44**

肱橈肌
⇒**P79**

三角肌・前束
⇒**P35**

選擇大範圍肌群 02

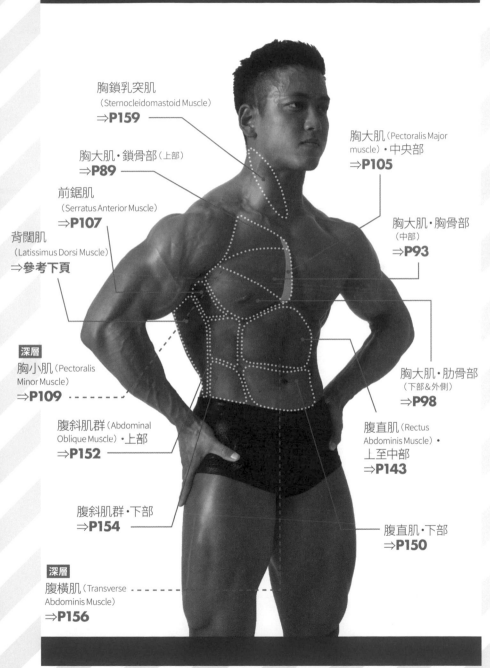

胸鎖乳突肌
（Sternocleidomastoid Muscle）
⇒**P159**

胸大肌（Pectoralis Major muscle）・中央部
⇒**P105**

胸大肌・鎖骨部（上部）
⇒**P89**

前鋸肌
（Serratus Anterior Muscle）
⇒**P107**

胸大肌・胸骨部
（中部）
⇒**P93**

背闊肌
（Latissimus Dorsi Muscle）
⇒**參考下頁**

深層
胸小肌（Pectoralis Minor Muscle）
⇒**P109**

胸大肌・肋骨部
（下部＆外側）
⇒**P98**

腹斜肌群（Abdominal Oblique Muscle）・上部
⇒**P152**

腹直肌（Rectus Abdominis Muscle）・
上至中部
⇒**P143**

腹斜肌群・下部
⇒**P154**

腹直肌・下部
⇒**P150**

深層
腹橫肌（Transverse Abdominis Muscle）
⇒**P156**

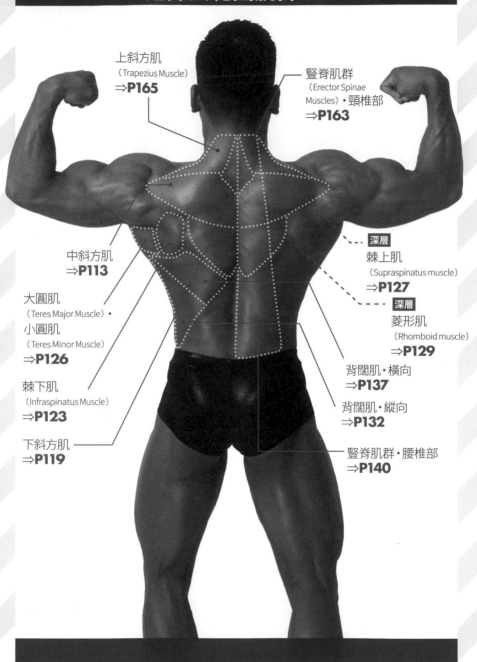

上斜方肌
（Trapezius Muscle）
⇒**P165**

豎脊肌群
（Erector Spinae
Muscles）·頸椎部
⇒**P163**

中斜方肌
⇒**P113**

大圓肌
（Teres Major Muscle）·
小圓肌
（Teres Minor Muscle）
⇒**P126**

棘下肌
（Infraspinatus Muscle）
⇒**P123**

下斜方肌
⇒**P119**

深層
棘上肌
（Supraspinatus muscle）
⇒**P127**

深層
菱形肌
（Rhomboid muscle）
⇒**P129**

背闊肌·橫向
⇒**P137**

背闊肌·縱向
⇒**P132**

豎脊肌群·腰椎部
⇒**P140**

選擇大範圍肌群 04

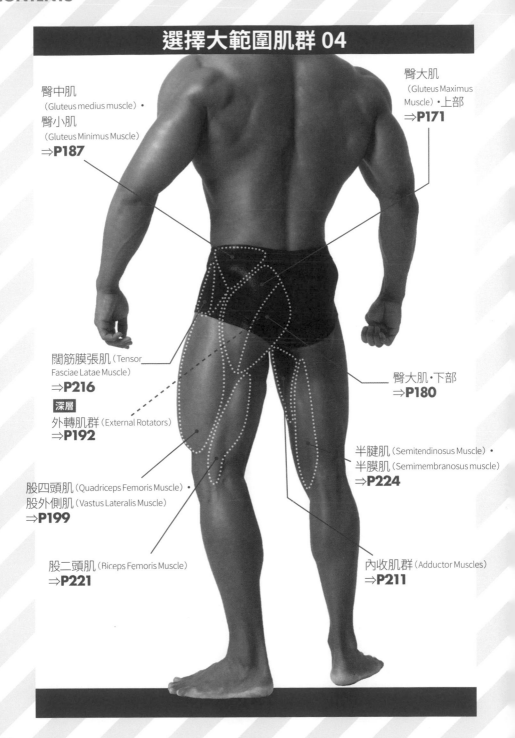

臀中肌
（Gluteus medius muscle）•
臀小肌
（Gluteus Minimus Muscle）
⇒P187

臀大肌
（Gluteus Maximus
Muscle）•上部
⇒P171

闊筋膜張肌（Tensor
Fasciae Latae Muscle）
⇒P216

臀大肌•下部
⇒P180

深層
外轉肌群（External Rotators）
⇒P192

半腱肌（Semitendinosus Muscle）•
半膜肌（Semimembranosus muscle）
⇒P224

股四頭肌（Quadriceps Femoris Muscle）•
股外側肌（Vastus Lateralis Muscle）
⇒P199

內收肌群（Adductor Muscles）
⇒P211

股二頭肌（Biceps Femoris Muscle）
⇒P221

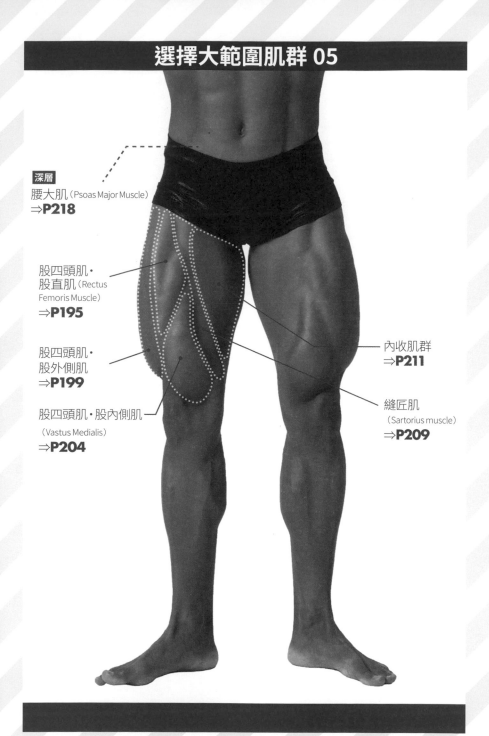

深層
腰大肌（Psoas Major Muscle）
⇒**P218**

股四頭肌·
股直肌（Rectus
Femoris Muscle）
⇒**P195**

股四頭肌·
股外側肌
⇒**P199**

股四頭肌·股內側肌
（Vastus Medialis）
⇒**P204**

內收肌群
⇒**P211**

縫匠肌
（Sartorius muscle）
⇒**P209**

選擇大範圍肌群 06

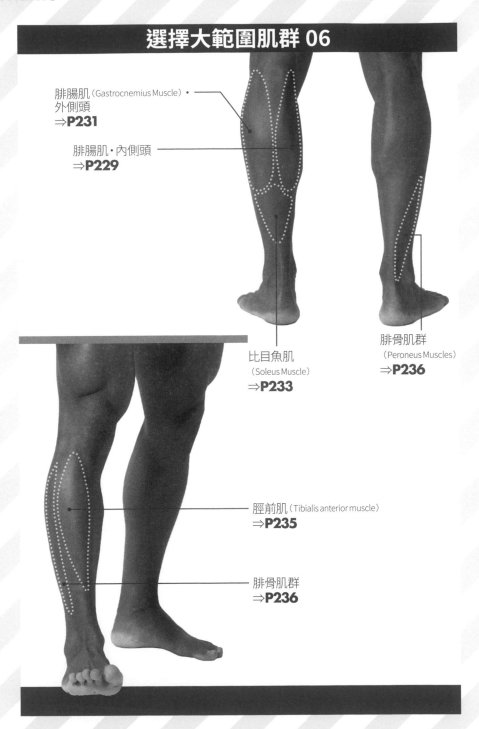

腓腸肌（Gastrocnemius Muscle）•
外側頭
⇒**P231**

腓腸肌•內側頭
⇒**P229**

比目魚肌
（Soleus Muscle）
⇒**P233**

腓骨肌群
（Peroneus Muscles）
⇒**P236**

脛前肌（Tibialis anterior muscle）
⇒**P235**

腓骨肌群
⇒**P236**

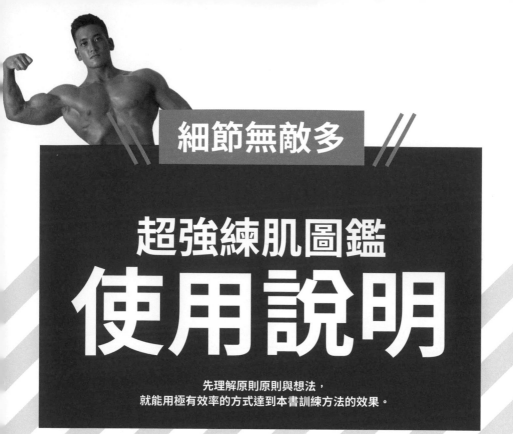

細節無敵多

超強練肌圖鑑
使用說明

先理解原則原則與想法，
就能用極有效率的方式達到本書訓練方法的效果。

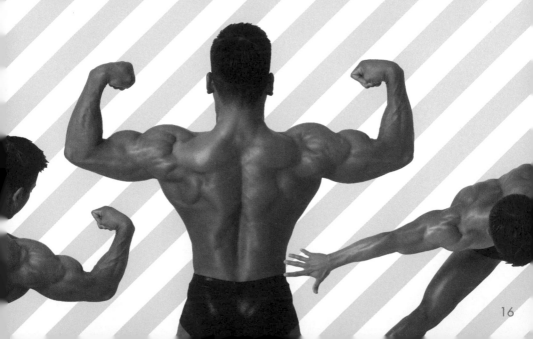

肌力訓練 8 鐵則

在分別介紹各部位的訓練菜單前,先說明各種訓練方法的共通原則。
有了正確的知識,才能使訓練效果倍增。

理解基礎理論,得到最大效果

開始肌力訓練後的三個月到半年間,許多人的肌肉會急速成長,對外表、體重、負重量等各方面的改變都非常有感。但過了這段期間,就會面臨停滯期;即使花時間練習,肌肉也不會變大,或進展方向不如預期。

要避免這種狀況,**需要人體、訓練方面的正確知識**。我先介紹八種重要的肌力訓練理論,請大家先了解細分訓練菜單的意義,再開始各部位的訓練。

與肌肉對話！

～肌肉感受度的重要性～

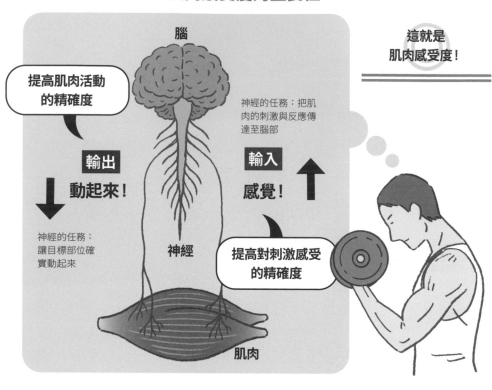

提高肌肉活動的精確度

腦

神經的任務：把肌肉的刺激與反應傳達至腦部

輸出
動起來！

輸入
感覺！

神經的任務：讓目標部位確實動起來

神經

提高對刺激感受的精確度

肌肉

這就是
肌肉感受度！

意識到腦與肌肉的連結

要提高肌力訓練的效果，首先要用身體感覺肌力訓練的效果是什麼。因此，我們需要**肌肉感受度**，這能讓我們在做動作時確實意識到目標部位。

連結肌肉與腦部的神經主要有兩種功能，一是輸出，一是輸入；**腦部向肌肉傳遞（輸出）命令後，肌肉的感覺會傳回（輸入）腦部**。我們的肌肉依照這樣的機制活動、感受刺激，但神經的精確度卻是因人而異的。

光是增加動作次數，並不會提高神經的精確度。那要怎麼做呢？首先，請你在訓練時，感覺目標部位是在**一伸**

18

接收肌肉的感覺，調整姿勢

例如⋯⋯

用二頭彎舉 (P54) 練肱二頭肌短頭時

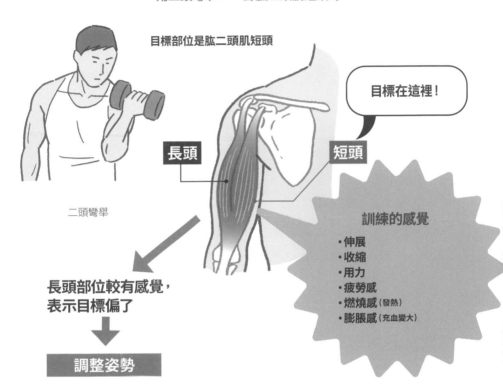

目標部位是肱二頭肌短頭

長頭

短頭

目標在這裡！

二頭彎舉

長頭部位較有感覺，
表示目標偏了

調整姿勢

訓練的感覺

・伸展
・收縮
・用力
・疲勞感
・燃燒感〔發熱〕
・膨脹感〔充血變大〕

展」、「收縮」，還是「用力」？訓練結束後，也請確認一下肌肉是否「疲勞」、「發熱（燃燒感）」、「充血緊繃（發脹）」？如果目標部位沒有這些感覺，其他部位卻有，表示訓練姿勢錯誤。就算是相同項目，只要動作稍有差異，訓練的效果就會貢獻到其他部位，這也是造成「想練臀部，腿卻變粗」之類的失敗原因之一。

所以，如果你有這種情況，就必須再仔細確認自己的姿勢。

如果你能漸漸開始與肌肉對話，就能用有效率的方式刺激目標部位，如願打造出理想體態。

19　細節超多的超強練肌圖鑑使用說明

了解肌肉解剖學

～配合肌肉的位置、形狀及方向～

肌肉形狀各式各樣！

雖然統稱肌肉，但形狀各有不同。
不同部位的肌肉特性各異，有必要理解其原則構造。

先介紹與體型直接相關的肌肉形狀。屬於多頭肌的肱二頭肌是梭狀肌，肱三頭肌的外側頭是羽狀肌，腹直肌等則歸類為多腹肌。還有其他各種形狀的肌肉，不同形狀的肌肉有不同的鍛鍊方法。

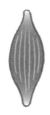

梭狀肌

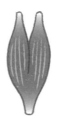

二頭肌

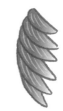

鋸肌

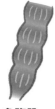

多腹肌

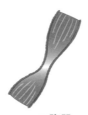

二腹肌

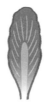

羽狀肌

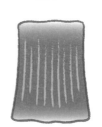

方肌

依據肌肉的特性給予刺激

肌力訓練所鍛鍊的肌肉稱為「骨骼肌」，即附著在骨骼上的肌肉，附著在骨骼上的肌肉，**有各式各樣的形狀，大小、方向、功能等依部位而不同**。我想先介紹大家認識兩種主要肌肉，一是**梭狀肌**，常見於主要肌肉；一是**羽狀肌**，形狀類似羽毛。梭狀肌適合快速的動作，但能發揮的肌力較小，**適合中等重量以下的速度訓練**；羽狀肌收縮速度較慢，但能發揮的肌力較強，適合**大重量訓練**（結果還是全都要做）。

骨骼肌的伸展，是透過連接「起點」和「止點」這兩個不同的骨骼附著點。肌肉收縮

肌肉有任務！

身體的動作，原則上是由肌肉用力伸縮，骨骼以關節為軸轉動而造成。例如，手肘彎曲時是肱二頭肌收縮，伸直時是肱三頭肌收縮。典型的範例是關節彎曲，扭轉的動作也是依據相同原理。

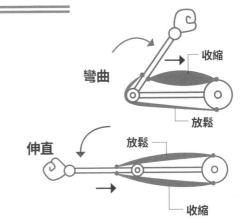

彎曲
收縮
放鬆

伸直
放鬆
收縮

即使是相同的肌肉，肌纖維方向也未必一致

大面積的肌肉要依照肌纖維方向分區練習。例如，背闊肌的止點在肱骨，但它分為橫向（往脊椎方向延伸）與縱向（往骨盆方向延伸）兩個區塊，也有中間地帶，改變手臂方向就能分區訓練。

背部的背闊肌

肌纖維的方向不同！

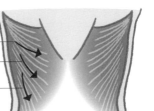

肌纖維方向

時拉動骨骼的一側，骨骼便以關節為軸轉動，這就是人體活動的機制。理解各部位起點與止點的位置（肌肉方向），讓啞鈴、滑輪的移動方向與肌肉方向一致，就能強力刺激目標部位。

「肌纖維」是許多線形細胞的集合體，負責肌肉的收縮。胸大肌等面積較大的肌肉，**肌纖維方向並不一致**，訓練時可能必須把目標部位分為上、下兩個區塊來練習。腹直肌的肌纖維方向雖然一致，但它是長條狀，**長軸方向分成好幾段**，所以也需要分區訓練。

了解肌肉與關節的關係

～單關節肌與多關節肌的差異～

多關節肌

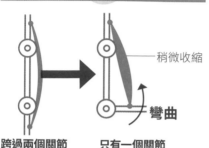

稍微收縮

彎曲

跨過兩個關節
的肌肉

只有一個關節
彎曲

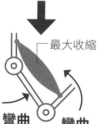

最大收縮

彎曲 **彎曲**

兩個關節彎曲

單關節肌

單關節肌的動作很簡單，一塊肌肉收縮，一個關節就會動起來。如果目標部位明確，選擇的訓練動作最好是盡量不要用到其他肌肉的，訓練起來會更有效率。

彎曲

收縮

伸展

伸直

多關節肌跨過數個關節，跨越的所有關節必須全部彎曲或伸展，肌肉才會收縮或伸展到極限。複合式訓練注重所有關節的動作，能有效鍛鍊多關節肌。

跨過球窩關節的肌肉

肩關節、髖關節等屬於球窩關節，與骨骼相接處呈球狀，可以往任何方向自由轉動；不過，轉動方向不同，牽涉到的肌肉也不同。因此，要有效鍛鍊多關節肌，最好選擇關節可轉向任何角度的動作。

球窩關節

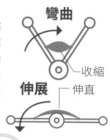

牽涉到的肌肉
逐漸不同

可轉動的
自由度高

肌肉與關節的關係會影響動作

訓練時，肩膀、手肘、膝蓋、腳踝等地方的關節全部都會動到。有的關節幾乎只朝一個方向運動，如肘關節與膝關節；有的關節幾乎能朝所有方向運動，如肩關節與髖關節。所以，我們必須視目標部位調整姿勢。

另外，肌肉也分成「單關節肌」與「多關節肌」。單關節肌只跨過一個關節，動作比較簡單；而多關節肌跨越兩個以上關節，訓練時必須組合兩個以上關節的動作，動作控制要更仔細。

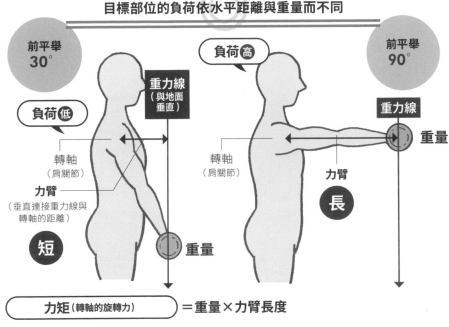

運用物理法則

～用重量與力矩控制負荷～

目標部位的負荷依水平距離與重量而不同

前平舉
30°

負荷 低

重力線
（與地面
垂直）

轉軸
（肩關節）

力臂
（垂直連接重力線與
轉軸的距離）

短

重量

負荷 高

重力線

轉軸
（肩關節）

力臂

長

前平舉
90°

重力線

重量

力矩（轉軸的旋轉力）＝**重量×力臂長度**

＝ 力臂（水平距離）愈長，
關節（牽動關節的作用肌）的負荷愈高

抵抗的重力愈大，
肌肉長得愈大！

　訓練時，**動作的方向與
重力方向（重力線）保持垂直，身
體的負荷愈大**。以練胸大肌的臥
推為例，如果站著做，再怎麼使
力往水平方向推動槓鈴，胸大肌
的負荷依然微乎其微。

　此外，負荷強度也會依關
節（轉軸）到啞鈴的水平距離而
不同。垂直連接關節與重力線的
距離稱為力臂，力臂愈長，負荷
愈強。**力臂與重量相乘的結果稱
為「力矩」，是測量負荷最重要
的指標**。如果目標部位力矩很
小，就算揮舞大重量啞鈴，也是
白費力氣。

鐵則 5

活用各種訓練的優點

~自重、機械、槓鈴、啞鈴各有優缺點~

機械訓練

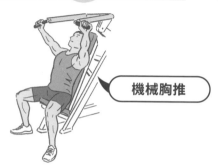

機械胸推

| 優點 | □能集中意識於目標部位 |
| | □容易提高肌肉與神經的連結 |

| 缺點 | □很難提升身體動作能力 |
| | □正向動作的負荷高，負向動作的負荷低(也可能是優點) |

自重訓練

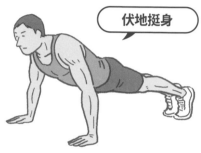

伏地挺身

優點	□可自由選擇訓練場所
	□能打造大小、形狀自然，均衡的肌肉
	□能提高身體動作能力

| 缺點 | □負荷只來自自身體重(可能太高或太低)，無法調整 |
| | □如果做的次數不夠，就達不到「力竭」的程度(毅力很重要) |

依據各種方法的特性安排訓練

訓練大致可分為**自重訓練**(利用自身體重為負重)、**機械訓練**、**槓鈴訓練**、啞鈴訓練這幾種。即使是相似的動作，也會因為你運用的是「自身體重」還是「槓鈴」而產生不同的刺激，就像伏地挺身和臥推的差別一樣。

自重訓練最吸引人之處就是不用上健身房，又能鍛鍊身為動物在關鍵時刻所需的肌力，用自己的肌肉讓自己的身體動起來。為了提高身體能力，健身房使用者最好也可以採取自重訓練。

不過，如果你想要提升身體能力，就不太適合用機械訓練，因為機械訓練只能朝固定方向訓練。

24

啞鈴訓練

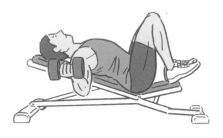

啞鈴飛鳥

優點	□ 動作自由，可加入扭轉等細緻動作 □ 可單側訓練，較容易集中意識於目標部位 □ 在操作大重量、動作自由度高的情況下能提升身體能力
缺點	□ 比起槓鈴，姿勢較不容易保持穩定（也可能是優點） □ 負重比槓鈴與機械低

槓鈴訓練

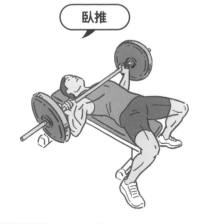

臥推

優點	□ 比起啞鈴，姿勢較穩定 □ 比起啞鈴，更能操作大重量 □ 在操作大重量的情況下能提升身體能力
缺點	□ 動作固定，不能自由調整 □ 不能單側訓練，很難集中意識於單一目標部位

向活動身體。但機械訓練的優點是不太需要考慮動作的細節，只要集中意識於目標部位即可。

自由重量訓練使用槓鈴、啞鈴等器材，動作方向由自己決定，所以變換姿勢很方便。

想做大重量訓練就用槓鈴，想要更進一步調整姿勢細節的部位則適用啞鈴。尤其用啞鈴時，一定要仔細分區鍛鍊。即使是同一個目標部位的訓練，只要改變刺激方法，就能提高肌肉增大的效果。所以，考慮各種方式的優缺點，適當安排訓練項目，會讓訓練更有效。

鐵則 6
注意POF法
～分別使用中間、伸展、收縮三種角度～

訓練：三角肌・鎖骨部（前端）

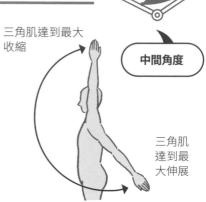

POF M 在中間位置發揮肌力
中間角度

做前平舉時，當手臂舉到與地面平行的位置，對三角肌前束施加的力矩最大。因此，改變軀幹對地面的角度就能分別進行中間角度、伸展角度及收縮角度的訓練。

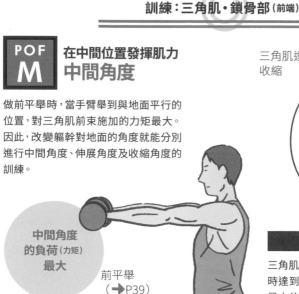

三角肌達到最大收縮

中間角度

三角肌達到最大伸展

中間角度的負荷（力矩）最大

前平舉（➡P39）

上臂的可動區域

三角肌前束在上臂下垂、向前轉到極限時達到最大收縮，向後轉到極限時達到最大伸展。

改變動作角度，細分訓練項目

有一種訓練法是透過調整動作的角度，改變力矩最大化的位置，分別刺激目標部位。這種方法稱為「POF法」（Position Of Flexion），把同一部位的訓練分成三種角度；雖然目標部位相同，但因刺激與增肌要素不同，如果組合在一起，就能引出最大限度的增肌潛力。

其中，「中間角度」訓練是在肌肉長度的中間帶（大約在可動區域中央）施加最大負荷，特徵是能操作最大重量。這樣的訓練可能會增加肌肉細胞內部具發揮肌力作用的收縮蛋白質。

「伸展角度」訓練是在肌肉達到最大伸展的狀態下充分

26

POF
S

在伸展位置發揮肌力
伸展角度

啞鈴上斜前平舉
（➡P41）

在最大
伸展狀態
施加負荷

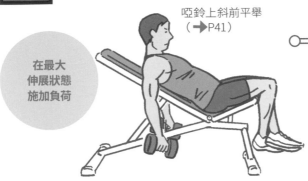

伸展角度

用力！

進行伸展角度訓練時，為了要在三角肌前束的伸展角度施加力矩，要將重訓椅向上傾斜，採取仰臥姿勢。

POF
C

在收縮位置發揮肌力
收縮角度

上斜俯臥前平舉
（➡P42）

在最大
收縮狀態
施加負荷

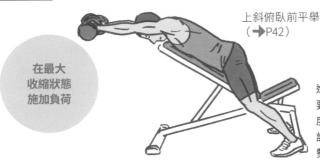

收縮角度

用力！

進行收縮角度訓練時，為了要在三角肌前束的收縮角度施加最大力矩，要將重訓椅向上傾斜，採取俯臥姿勢。

伸展角度訓練與收縮角度訓練的負重會一口氣下降。
不要一味增加重量，要先顧及姿勢與可動區域，再追求重量。

施加力矩。伸展角度訓練（肌肉伸展到最大、感覺像要斷裂的姿勢）很重要，關節僵硬的人可能無法做出理想動作。連接肌肉與其他組織的結締組織可能會變大。

「收縮角度」訓練是在肌肉達到最大收縮的狀態下施加最大力矩。為了在關節達到最大伸縮時增加負荷，必須調整動作，重視動作的最後狀態。這個訓練的特徵是，若在「收縮角度」停留，會讓效果更好。這樣的訓練可能會增加肌肉細胞內部的非收縮蛋白質。

鐵則 **7**

竭盡全力
～設定能提高肌肉肥大效率的次數～

做到極致，肌肉就會變大！

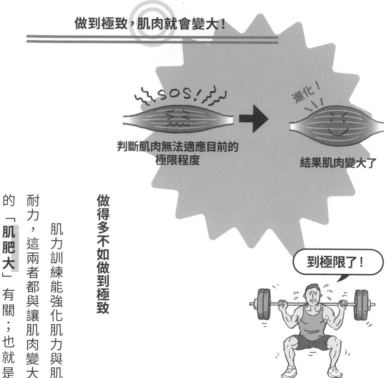

SOS!

判斷肌肉無法適應目前的
極限程度

進化！

結果肌肉變大了

到極限了！

做得多不如做到極致

肌力訓練能強化肌力與肌耐力，這兩者都與讓肌肉變大的「**肌肥大**」有關。；也就是說，如果你做肌力訓練不是為了這些目標，就不太合理。雖然大家總想「讓腿變細」，但

唯一的方法還是要鍛鍊肌肉，讓肌肉變大。因為，如果想瘦腿，就必須使肌肉勻稱，或是減少體脂肪。

肌肉肥大對塑身有直接效果。**肌肉一旦受損，就會自行修復**，導致肌肉變大。因此，肌力訓練時最重要的就是「**竭盡全力**」，做到使肌肉強烈受損的極限程度。有些人會做10次×3組，如果做10次已用盡全力就沒問題，但如果明明能做13次，卻只做10次，就不太好了，不管你做到第幾組。**竭盡全力比次數或組數更重要**。

設定做10次×3組是有道理的。雖說應以使出全力為目標，但輕型啞鈴舉個上百次，不但沒完沒了，也不知道是否

28

有時需要分別設定「重量」與「次數」

物理刺激是透過增加重量、強力伸展肌肉而獲得；在中間角度進行低次數、大重量訓練，在伸展角度對肌肉進行強烈的刺激，都是有效的做法。化學刺激是透過降低重量、增加次數而獲得；收縮角度訓練能讓肌肉膨脹到最大，要得到強烈的膨脹感，最好在收縮角度訓練進行小重量、高次數的訓練。

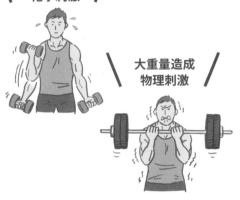

高次數造成
化學刺激

大重量造成
物理刺激

設定「10次×3組」為基準的理由

大重量、低次數（約5次以下）能造成有效的物理刺激，小重量、高次數（約15次以上）能造成有效的化學刺激。10次只是粗略的基準，但這個次數兼具了物理與化學刺激的優點。不要想留餘力到下一組，而要每一組都竭盡全力，訓練才會有效。非要做10次才結束是很奇怪的。

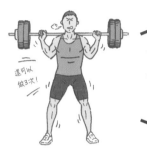

還可以做3次！

以10次為標準！目標是使出全力！

真的盡了全力。做10次不會花太多時間，什麼時候舉不起來（力竭）也可以很確定。可以說，重量、次數設定的原則是，**設定做10次左右就會達到極限的重量，再看你做幾次後會舉不起來，以你舉得起的最高次數為訓練次數。**

不過，有時也必須改變次數。對肌肉的刺激可分為兩種，一是**「物理的刺激」**，指舉起大重量物體或強力伸展所得到的刺激；增加重量、保持某種姿勢而使肌肉大力伸展，都可獲得物理刺激。另一是**「化學的刺激」**，指讓肌肉持續工作所得到的刺激；降低重量、增加次數是有效的化學刺激。如果能依不同目的區分訓練項目、改變次數，訓練會更有效果。此外也要注意，不要讓身體過於習慣刺激。

鐵則 8

安排有效率的訓練菜單
～製作塑身所需訓練菜單～

菜單設計的4個重要原則

原則 2 塑身沒有單一標準

扣掉因工作或私事而無法訓練的日子，排出優先順序，安排一週分配的例行程序或一天的計畫。塑身沒有單一標準，不需勉強，不一定要全身、所有項目都做，也不需要有「非拿到前三名不可」、「每次都做自由重量訓練」之類的執念。

原則 1 區分目標部位

能在多部位進行多項訓練是最理想的。但因時間、體力、精神有限，區分目標部位，在不同天鍛鍊，是比較有效的做法 (分割法)。在一個部位增加訓練項目，可以把自己推到極限。若訓練天數有限，可在同一天進行多部位的訓練。

原則 4 要有修復期

每個部位最少要有三天修復期。一種訓練，不只會用到目標部位的「作用肌」，也會用到「協同肌」，協同肌也需要修復。另外，全身也要有休息日。

原則 3 POF法以中間角度優先

理想狀況是一個部位能採用POF法的所有角度。一天的訓練中，中間訓練要第一個做；因為是大重量訓練，特別需要能量。接下來原則上是伸展角度訓練，然後是收縮角度訓練 (但也不必太拘泥於這個順序)。

給予各部位不同的刺激！

理想的做法是，在各個細分部位採用以POF法分類的數種訓練。不過，如果全部都做會花太多時間，所以需要安排計畫。

如果你一週可以進行數次訓練，最好採用「分割法」，將肌肉分成幾個大區域，分配訓練日期。例如把「胸、背、肩、手臂、腿」分成五天來訓練，就可以一個部位採用多種訓練，把自己推到極限。若一週只能訓練三天，可以分成「胸、肩 (前部)、肱三頭肌」、「背、肩 (中、後部)、肱二頭肌」及「腿」三個部分，結合協同肌來訓練。

30

幾乎每天訓練

以健美運動員為例

| SUN 準備日 | MON 胸 | TUE 背 | WED 肩 | THU 手臂 | FRI 腿 | SAT 優先部位、弱點部位 |

準備日可以練細節部位、做有氧運動或休息

如果大致上每天都能訓練，可以把全身區分為胸、背、肩、手臂及腿。優先部位與弱點部位每週練兩次會更有效。腹肌、前臂、小腿等細節部位的肌力訓練與有氧運動可以在上述任何一天做，也可以在準備日做。

訓練時間有限

| SUN 休息 | MON A | TUE B | WED 休息 | THU C | FRI A | SAT 休息 |

A：胸、肩（前部）、肱三頭肌＋α（弱點部位）
B：背、肩（中、後部）、肱二頭肌＋α（弱點部位）
C：腿

如果訓練時間有限，可以將身體大致分成三部分。練「推」的那一天練「胸、肩（前部）、肱三頭肌」，練「拉」的那一天練「背、肩（中、後部）、肱二頭肌」，還有一天專門練「腿」。這樣的話，就算你安排了完全休息日，訓練的頻率還是很高。胸與肩的項目會用到肱三頭肌，背的項目會用到肱二頭肌，所以排在同一天，但有時也會安排肱二頭肌與胸、肩同一天，肱三頭肌與背部同一天。此外，也可以將身體分成上半身／下半身來鍛鍊。

另外，也建議大家將想練的部位排出優先順序並進行分配，安排一日計畫。最想練的部位少則一輪，多則三輪，盡可能做到兩輪。**如果訓練天數有限，可以把優先部位與弱點部位合在一起訓練。**

實行分割法時，**必須考慮到疲勞與恢復**。一個部位練到力竭，該部位最少要休息三天。舉個容易了解的例子，如果每天都練同一個部位，並不能讓你力竭。這種情況下必須重新檢討訓練方法。

超強練肌圖鑑

訓練頁面使用說明

接下來要介紹各個細分部位的訓練。

依照訓練類別與POF法來分類，請依自己的目的選擇合適的訓練。

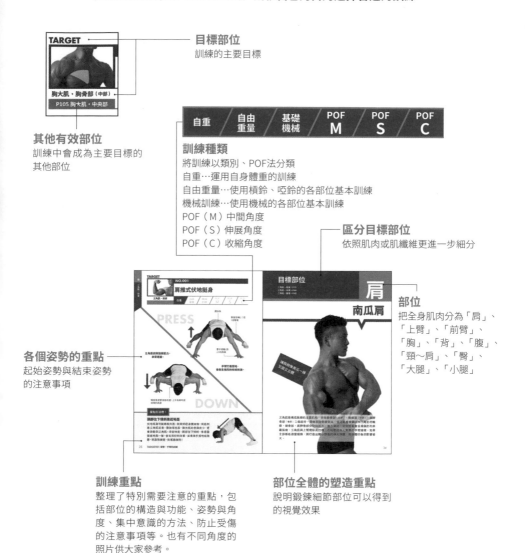

目標部位

訓練的主要目標

其他有效部位

訓練中會成為主要目標的其他部位

自重	自由重量	基礎機械	POF M	POF S	POF C

訓練種類

將訓練以類別、POF法分類

自重…運用自身體重的訓練

自由重量…使用槓鈴、啞鈴的各部位基本訓練

機械訓練…使用機械的各部位基本訓練

POF（M）中間角度

POF（S）伸展角度

POF（C）收縮角度

區分目標部位

依照肌肉或肌纖維更進一步細分

部位

把全身肌肉分為「肩」、「上臂」、「前臂」、「胸」、「背」、「腹」、「頸～肩」、「臀」、「大腿」、「小腿」

各個姿勢的重點

起始姿勢與結束姿勢的注意事項

訓練重點

整理了特別需要注意的重點，包括部位的構造與功能、姿勢與角度、集中意識的方法、防止受傷的注意事項等。也有不同角度的照片供大家參考。

部位全體的塑造重點

說明鍛鍊細節部位可以得到的視覺效果

TARGET 01

肩膀、手臂
的訓練

肩

南瓜肩

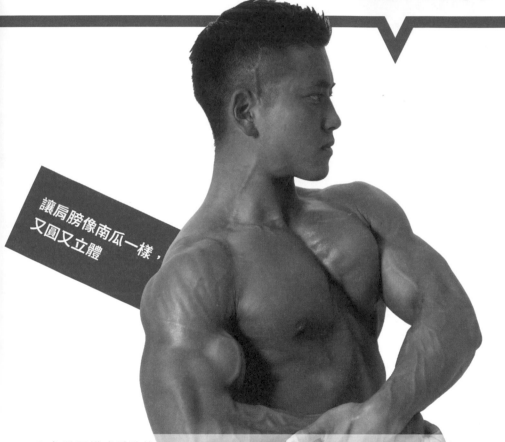

讓肩膀像南瓜一樣，
又圓又立體

三角肌是構成肩膀的主要肌肉，分為前束、中束、後束三個部分。中束向側面突出，從正面看會顯出倒三角形的輪廓。前束、後束分別向前方、後方突出，從側面看會呈現圓形的美麗弧線。三角肌與上臂間形成凹槽，也勾勒出令人驚艷的手臂線條。如果全部都能適當鍛鍊，將打造出難以想像的碩大球體，對身體給人的印象影響極大。

TARGET

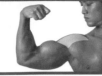

NO.001

肩推式伏地挺身

三角肌・前束	自重	自由重量	機械訓練	POF M	POF S	POF C

PRESS

腰抬高

雙腳距離2.5至3倍臀寬

三角肌前束發揮肌力，
承受體重。

雙手距離2至2.5倍肩寬

手臂打直壓地，
會產生強烈的收縮刺激。

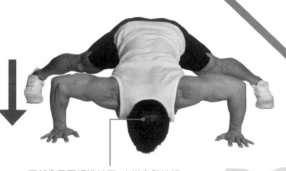

頭部像是要插進地面。上半身與地板
成傾斜角度

DOWN

重點在這裡！

頭部往下傾斜靠近地面

伏地挺身可鍛鍊胸大肌，如果拱起身體來做，就能刺
激三角肌前束。腰抬得愈高，胸大肌的參與愈少，更
會啟動到三角肌。背部伸直，頭部往下傾斜，像是要
插進地面一樣，會有很好的效果。如果用手撐地有困
難，就面對牆壁，扶著牆做吧！

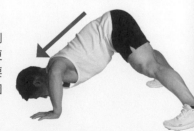

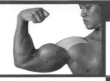

NO.002

倒立肩推

三角肌・前束

自重	自由 重量	機械 訓練	POF M	POF S	POF C

※依肌力、做法與意識來分類，屬於POF・M。

PRESS

感覺肩膀前部的收縮，
同時撐起全身。

降低身體位置，直到
頭快碰到地面

身體重心愈低，
對肩膀的刺激愈大。

雙手距離2至
2.5倍肩寬

DOWN

自重訓練中最難的項目

這個動作就是最大傾斜度的伏地挺身，能進一步
加強對肩部的刺激。因為負荷相當高，想把自重訓
練做到極限的人一定要做。另外，我也推薦在健身
房訓練的人可以做這個動作。腳可以靠在牆上。不
過萬一跌下來容易造成頭、頸受傷，要小心。

降低身體位置
加強刺激

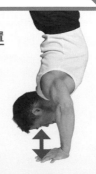

TARGET

NO.003

啞鈴肩推

三角肌・前束	自重	自由重量	機械訓練	POF M	POF S	POF C

※依肌力、做法與意識來分類，
　屬於POF・C。

PRESS

不扭轉前臂，手心朝
前舉起

沿圓形軌道舉起啞鈴。

重訓椅傾斜80°至90°

伸直手臂，
直到手臂與
地面垂直

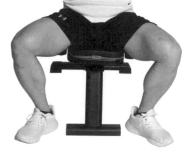

手肘放低至與肩
同高

上臂停留在水平位置，
以避免負荷流失。

DOWN

重點在這裡！

啞鈴的軌道在臉的正側面

啞鈴肩推的優點是能把啞鈴放低到臉的兩側。從側面看，
兩側肩膀與手臂形成一直線，這對肩關節而言是自然的狀
態。做槓鈴肩推的話，因為槓鈴桿會撞到頭，沒辦法做出
這樣的動作。

優點是能放低到
臉的正側面

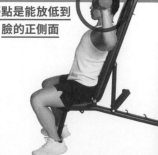

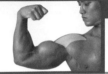

NO.004

頸後推

三角肌・前束

自重	自由重量	機械訓練	POF M	POF S	POF C

PRESS

重訓椅傾斜80°至90°

腰靠在重訓椅上，避免骨盆前傾，穩住上半身

用拇指支撐槓鈴桿或虛握[1]，手臂比較不會施力，容易把力量集中在肩膀上（小心不要讓槓鈴滑落到前面）

上臂停留在水平位置，以完全保留重量。

雙手位於上臂水平時與手肘成90°的位置

槓鈴桿放在頭後側

槓鈴下降時，最低到耳朵的位置

向上舉起槓鈴，直到手肘完全伸展。

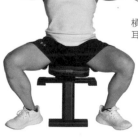

DOWN

重點在這裡！

重訓椅的使用方式

頸後推的優點是能操作大重量。如果沒有靠背，用軀幹撐起槓鈴會更費力。最好能用重訓椅穩穩支撐上半身，讓意識集中在肩膀。但如果連肩膀都用力靠在重訓椅上，會限制肩胛骨的動作，這點要特別注意。

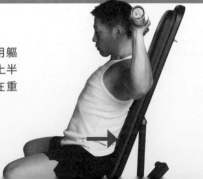

1.譯注：大拇指在槓鈴桿之後，即拇指與其他四指同方向。

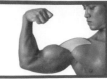

TARGET

NO.005

前平舉

三角肌・前束

| 自重 | 自由重量 | 機械訓練 | POF M | POF S | POF C |

DOWN

維持施力，
保持意識在負荷上，
慢慢放下。

挺直背脊站立

舉起時，啞鈴方向不要改變

放下時仍保持施力，手臂不要完全放鬆下垂

啞鈴呈「八」字形

啞鈴舉到視線高度，
加強收縮。

UP

重點在這裡！

不依靠反作用力，單手進行

做前平舉時，如果舉的是輕重量，可以雙手進行；
但如果是舉大重量，最好交替進行。因為用雙手舉
大重量時，背部一定會後仰。單手進行時，沒舉起
的那隻手啞鈴會變沉重，幫助軀幹保持穩定。

不要靠反作用力！

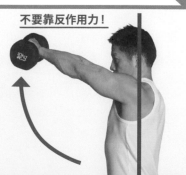

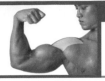

NO.006

機械肩推

三角肌・前束	自重	自由重量	機械訓練	POF M	POF S	POF C

DOWN

拇指放在把手下方或後方，比較容易做肩推動作

用拇指支撐把手

腰靠在重訓椅上，穩住上半身

下半身至胸部保持固定，至手肘打直。

PRESS

重點在這裡！

換把手可以產生不同刺激

有些肩推機安裝了方向朝前的把手。手持方向朝前，收縮刺激會比橫向更強，也更能減少三角肌中束的參與。所以，依照訓練目的使用不同的把手吧！

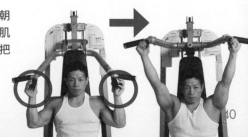

TARGET

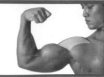

NO.007

啞鈴上斜前平舉

三角肌・前束	自重	自由 重量	機械 訓練	POF M	POF S	POF C

STRETCH

調整重訓椅的角度，使手臂
下垂時可與地面垂直

下半身至胸部保持
固定，移動手腕至肩
關節前。

舉到視線以上高度。從前方看，
啞鈴呈「八」字形

手臂與地面垂直

從肩膀前部感覺到張力
的角度開始

UP

重點在這裡！

產生伸展刺激！

重視起始姿勢

相對於一般的前平舉，這個動作更重視加強伸展
角度的刺激。起始姿勢很重要，手臂必須與地面接
近垂直，使三角肌前束達到最大伸展角度。初始動
作比較費力，要小心肩膀的疼痛與不適感。

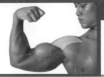
上斜俯臥前平舉

三角肌・前束	自重	自由重量	機械訓練	POF M	POF S	POF C

DOWN

將重訓椅調至30°至45°，趴在上面

完全舉起時，手臂如果接近水平，就能得到強烈的最大收縮。重訓椅的角度調整很重要。

手臂舉到極限。從前方看，啞鈴呈「八」字形

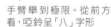

CONTRACT

重點在這裡！

在啞鈴呈「八」字形的狀態下靜止！

準確停在收縮位置

胸部支撐的目的是讓三角肌前束收縮的力矩最大化。重要的是，不要像鐘擺擺盪般操作啞鈴；手舉起時要準確停在收縮角度，如果能維持1至2秒，效果會更好。

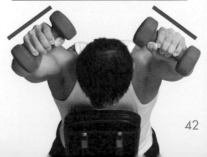

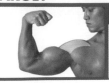

TARGET

NO.009

外轉前平舉

三角肌・前束	自重	自由重量	機械訓練	POF M	POF S	POF C

DOWN

一手扶著重訓椅或牆來支撐體重,身體稍微前傾

拇指轉向外側,同時手心朝上

臉面向肩膀前方

手背朝外,手臂不要放得太低

擺好前傾姿勢,準備達到最大收縮

啞鈴是朝內側斜上(而非朝正上方)舉起

將手臂向外扭轉並舉起啞鈴,以達到最大收縮

CONTRACT

重點在這裡!

三角肌前束的最大收縮訓練

手心朝上!

一般的前平舉在舉起啞鈴時是手背朝上,而這個動作的特徵是,舉到最高點時是手心朝上。這個「手臂外轉」的動作使三角肌前束達到最大收縮。不過,這個動作容易受傷,所以舉的重量要比一般角度的前平舉小。

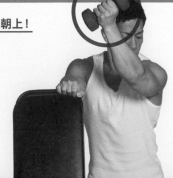

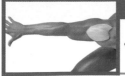
側平舉

三角肌・中束

| 自重 | 自由重量 | 機械訓練 | POF M | POF S | POF C |

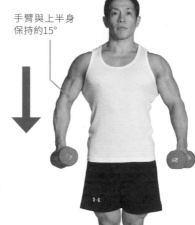

DOWN

手臂與上半身保持約15°

為避免負荷流失，手臂不要降得太低

啞鈴保持水平

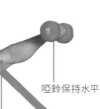

手肘稍微彎曲

手臂稍微前移，舉到略高於水平的位置

雙腳張開1至2個拳頭寬

沿著圓形軌道，把啞鈴舉到身體遠處

CONTRACT

重點在這裡！

聳肩會練到斜方肌

側平舉練的是三角肌，但許多人在舉較大重量時會聳肩。如此一來，斜方肌的參與會更多。將啞鈴漸漸朝身體遠處舉起，可讓人更容易把意識集中在三角肌。

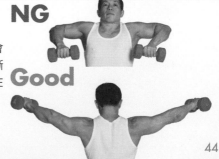

NG

Good

TARGET

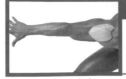

NO.011

滑輪垂直划船

三角肌·中束	自重	自由重量	機械訓練	POF M	POF S	**POF C**

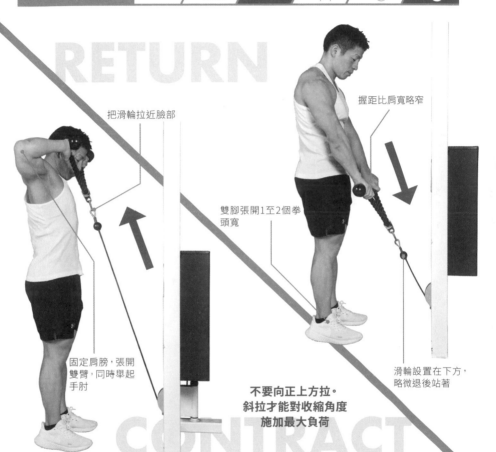

RETURN

CONTRACT

把滑輪拉近臉部

握距比肩寬略窄

固定肩膀，張開雙臂，同時舉起手肘

雙腳張開1至2個拳頭寬

滑輪設置在下方，略微退後站著

**不要向正上方拉。
斜拉才能對收縮角度
施加最大負荷**

重點在這裡！

斜拉是亮點

槓鈴的重力方向是固定的，做垂直划船時只能舉向正上方；但如果用的是滑輪，斜拉也可以把所有負荷施加在三角肌中束，不會浪費在其他部位。這樣的角度可讓三角肌中束達到最大收縮。

張開雙臂，舉起手肘！

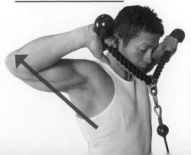

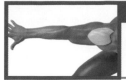

NO.012

直立划船

三角肌・中束

自重	自由 重量	機械 訓練	POF M	POF S	POF C

※依做法與意識來分類，屬於POF・C。

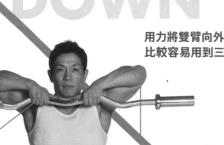

DOWN

用力將雙臂向外張開，
比較容易用到三角肌。

握距比肩寬略窄

手垂直舉起

雙臂用力向外張開，
同時舉起手肘，收縮
三角肌

雙腳張開1至2
個拳頭寬

手臂用力向外張開，
同時高舉手肘，
能提高對三角肌的刺激。

UP

重點在這裡！

即使握距固定，手臂也要有意識地向外張開

做直立划船時，減少斜方肌的參與很重要。雖
然因為握距固定而難以控制，但舉起時雙臂向
外側用力張開，就能有效用到三角肌。手肘若
抬到最大限度，就屬於收縮角度訓練。

**重點是用力張開
雙臂的同時，手肘
沿著軀幹前（幾乎
接觸到軀幹）的軌
道舉起！**

TARGET

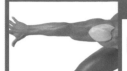

NO.013

啞鈴側斜平舉

| 三角肌・中束 | 自重 | 自由重量 | 機械訓練 | POF M | POF S | POF C |

STRETCH

以類似肩膀伸展運動
的姿勢來伸展三角肌。

手肘微彎，舉起啞鈴

重訓椅傾斜15至45°
（平放會導致受傷），
側躺在上面

啞鈴在身體
前側放低

為避免負荷流失，
在舉到正上方前就要停止。

UP

重點在這裡！

把重點放在起始姿勢

一般側平舉的伸展角度刺激較弱，但這個動作的目的就是要提高伸展角度的負荷，身體改為傾斜姿勢就可達到這個目的。在起始姿勢時伸展三角肌，舉起時，要在手臂完全垂直前就停止，以免負荷流失。

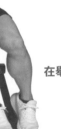

產生伸展角度刺激！

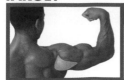

NO.014

啞鈴俯身平舉

三角肌・後束	自重	自由 重量	機械 訓練	POF M	POF S	POF C

稍微駝背，肩胛骨
外展

身體向前彎曲，手持啞鈴，
手臂下垂

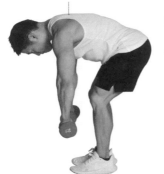

2

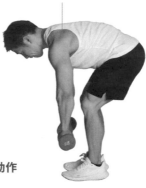

1

**稍微駝背，
以減少肩胛骨的動作**

不要挺胸（肩胛骨
不要內收），手肘舉
到最高點

肩膀位置固定，舉起
時只轉動手臂

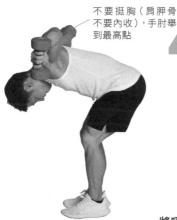

4

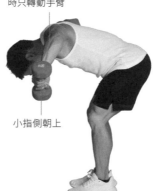

3

小指側朝上

**肩膀位置固定，
沿著圓形軌道，
將啞鈴漸漸朝身體遠處舉起。**

重點在這裡！

考量三角肌肩胛骨部的功能

做這個動作時，重點是要記得，腰到手臂根部要固定，肩
胛骨不要內收，只移動手臂。因為三角肌後束是負責手臂
向後轉動的肌肉，肩胛骨內收則是斜方肌的功能。所以，
做這個動作時要稍微駝背（彎曲上背部），不要挺胸。

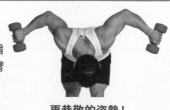

更恭敬的姿勢！

TARGET

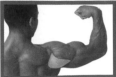

NO.015

臉拉

三角肌・後束	自重	自由重量	機械訓練	POF M	POF S	POF C

RETURN

滑輪設置在上方

微駝背，以減少肩胛骨的動作

向外張開雙臂，同時將繩索拉近臉部

手背朝上，握住繩索

以手肘畫圓的方式拉

不要挺胸，稍微駝背，肩胛骨外展

上半身不要動

雙肘拉到最大限度時，三角肌後束會產生最大收縮。

CONTRACT

重點在這裡！

拉時手肘轉向外側

如果你覺得啞鈴俯身平舉的姿勢很費力，推薦你做臉拉。這個動作跟啞鈴俯身平舉一樣，要保持駝背姿勢，以免用到斜方肌。另外要注意，移動上半身會比較容易拉，但這樣就不會鍛鍊到三角肌。

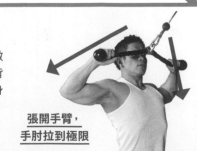

張開手臂，手肘拉到極限

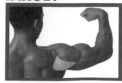
自重	自由重量	機械訓練	POF M	POF S	POF C

STRETCH

手臂放在脖子前面

啞鈴不要握握把中央，
握靠近小指的那端，
效果會比較好。

重訓椅平放，仰躺在上面

小指朝上，整隻手臂沿著圓形軌
道舉起啞鈴

在起始姿勢時
伸展三角肌肩胛骨部，
以達到最大的伸展刺激

UP

重點在這裡！

改變臉部方向，以達到最大伸展角度

這裡的重點是，要將臉轉到與啞鈴相反的方向。啞
鈴下降時，臉朝向握持側的肩膀，舉起時則相反，
這樣可讓三角肌肩胛骨部達到最大伸展角度。做
肩膀伸展時，臉要朝向伸展的肩膀那一側，也是同
樣的道理。

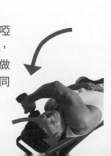
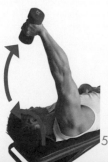

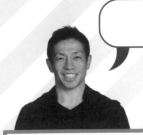

岡田隆的火箭砲專欄

訓練效果與受傷是一體兩面？

所謂訓練，基本上就是藉由日常不會做的動作與一般狀況下不會產生的負荷，給予肌肉刺激。所以，訓練時會舉平時不會碰的大重量槓鈴、在最大伸展角度施加負荷，或配合肌纖維方向做出不自然的姿勢，藉此讓肌肉陷入「危機狀況」。肌肉為了防備下一次的危機與適應訓練壓力，就會產生「肌肥大」現象。

但刻意製造的危機狀況也可能出問題，尤其是對特定肌纖維施加負荷的動作，有比較高的受傷風險。簡單來說，如果你做大重量硬舉（P141），但腰部穩定度低，就會引起腰痛。此外，握距窄、目標部位是肱三頭肌外側頭的窄握臥推（P75），或膝蓋往外、鍛鍊股內側肌的深蹲（P205、208），都有對特定肌纖維施加負荷的優點與對關節造成負擔的缺點，利弊之間必然有所取捨。

為避免這種風險，教練會想介紹安全的姿勢。但你也必須理解，有些姿勢會犧牲對特定肌纖維造成強烈刺激的效果（挺髖深蹲真的已經看不到了）。重點是要注意一些基本事項，如「不要做出不協調或有疼痛感的姿勢」、「從伸展角度轉換到其他角度時必須緩慢進行」、「不要勉強做大重量訓練」等，一方面避免受傷，一方面調整姿勢，以求對特定肌纖維的效果達到最大。如果受傷，就會有很長一段時間不能訓練了。請傾聽自己身體的聲音，在不勉強的範圍內，以聰明的方式努力鍛鍊。

上臂

野獸前肢般的上臂

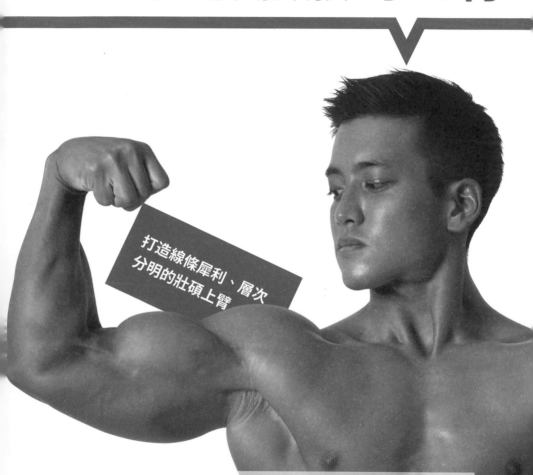

打造線條犀利、層次分明的壯碩上臂

上臂的主要肌肉──肱二頭肌與肱三頭肌，如果不從肌肉前端開始區分部位，各自用不同的動作鍛鍊，就無法達到完美。鍛鍊深層的肱肌與喙肱肌，不但會讓手臂粗壯，也能讓肌肉層次分明、線條清晰。手臂光是粗壯並不會引人入勝，還要有刀刻般的線條，才是極品。

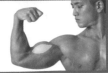

TARGET

NO.017

徒手二頭彎舉

肱二頭肌・短頭	自重	自由重量	機械訓練	POF M	POF S	POF C

DOWN

稍微駝背，不要伸展背肌

肩膀放低

上臂緊貼肋骨，保持固定

使勁壓住，代替啞鈴的重量。

用另一隻手用力按壓手腕的大拇指側

手心向內

慢慢用力壓住小指側

前臂從小指開始向外扭轉，直到大拇指朝外；同時彎曲手肘

從小指、手腕、前臂、手肘依序向外扭轉並捲起，可收縮肱二頭肌內側。

CONTRACT

重點在這裡！

彎曲手肘，同時前臂從小指開始向外扭轉

除了彎曲手肘，前臂（手腕）也要向外扭轉，肱二頭肌短頭才會有更大的收縮效果。簡單來說，就是固定上臂、彎曲手肘，只有前臂扭轉。做二頭肌彎舉時，為了使肱二頭肌短頭達到最大收縮，前臂必須向外扭轉。

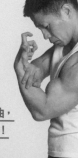

上背部彎曲，肩膀放低！

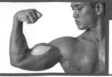

NO.018

二頭彎舉（站姿）

肱二頭肌・短頭

自重	自由 重量	機械 訓練	POF M	POF S	POF C

DOWN

手持啞鈴，手
心朝內

肩膀放低，稍微
駝背

**拇指靠近啞鈴的一端，
可使肱二頭肌短頭強力收縮**

稍微駝背，不要
伸展背肌

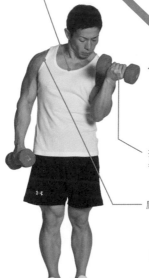

拇指慢慢朝外，同時
舉起啞鈴

肩膀放低

**邊將啞鈴向外轉邊舉起，
會產生強烈的肌肉收縮**

UP

重點在這裡！

不要一鼓作氣扭轉

做這個動作時，要邊將前臂（手腕）向外扭轉邊舉起
啞鈴，藉此強力收縮肱二頭肌短頭。這個旋後的動
作，如果在動作初始就使勁加速，動作一下子就結
束了。所以，不要一開始就一口氣做完，而要慢慢
舉起。

上背部彎曲，
肩膀放低！

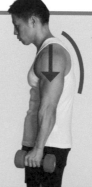

54

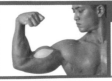
TARGET

NO.019

直槓彎舉

肱二頭肌・短頭	自重	自由重量	機械訓練	POF M	POF S	POF C

DOWN

擺好「駝背＋肩膀下沉」的
起始姿勢，
準備強力收縮肱二頭肌。

肩膀放低，稍微駝背

握距比肩膀稍寬，反手握

肩膀放低

稍微駝背，不要伸展背肌

用小指、無名指用力握住槓鈴，往上舉起

以抱的姿勢舉起，
收縮效果更強。

UP

重點在這裡！

駝背＋肩膀放低的姿勢很重要

肱二頭肌的起點是肩胛骨。因此，稍微彎曲背肌，
肩膀放低略微向前，能拉近起點和止點，提高收縮
效果。舉起槓鈴時，許多人背部會向後仰，但還是
保持蜷曲比較好。

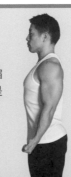

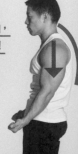

上背部彎曲，
肩膀放低！

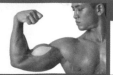

NO.020

外轉仰臥上斜彎舉

肱二頭肌・短頭	自重	自由重量	機械訓練	POF M	POF S	POF C

STRETCH

重訓椅傾斜30°至45°，挺胸靠在椅背上

雙腳交叉，身體會比較穩

扭轉上臂，使拇指來到後側

從上臂到前臂向外打開的姿勢，有最大的伸展姿勢效果。

舉起啞鈴時，小指在上，上臂不動

手肘彎到可維持負荷不流失的位置（前臂的角度低於90°）

上臂保持外轉，舉啞鈴時，只移動肘關節以下部位

UP

重點在這裡！

與上斜彎舉（P61）的差異

做這個動作時，要用手臂外轉的姿勢，使肱二頭肌短頭達到最大伸展。前臂向外張開，啞鈴橫向握住。舉起時用力扭轉，使啞鈴的小指側位於上方，效果會比較好；但注意不要過度，以免傷到手肘。

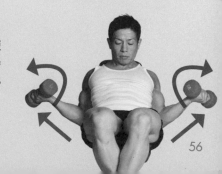

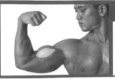

TARGET

NO.021

單手傳教士彎舉

| 肱二頭肌·短頭 | 自重 | 自由重量 | 機械訓練 | POF M | POF S | POF C |

DOWN

握持啞鈴時，拇指靠近啞鈴的一端

重訓椅傾斜30°至60°，上臂放在椅背上

舉起啞鈴時小指側位於上方，讓短頭朝上，收縮效果更好。

上臂斜放，手肘位置比肩膀稍微向內

重訓椅的角度愈接近垂直，收縮時的負荷愈高。

邊扭轉前臂（手腕）邊舉起啞鈴，使小指側來到上方

CONTRACT

重點在這裡！

用比腕力的姿勢在短頭施加負荷

傳教士彎舉的優點是上臂固定，讓你在操作啞鈴時，負荷不會偏移到手臂之外。如右圖所示，上臂傾斜，短頭朝上舉起啞鈴，是最理想的姿勢。不過要小心，角度太大會傷到手肘。

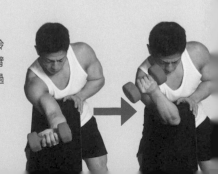

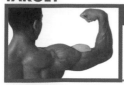
二頭彎舉（坐姿）

肱二頭肌・長頭

自重	自由 重量	機械 訓練	POF M	POF S	**POF** **C**

DOWN

坐在重訓椅上，握持側的肩膀放低，形成前傾姿勢

這個訓練
不強調扭轉前臂的動作，
而是筆直舉起，
目標對準長頭。

上臂撐在大腿上

肩膀放低，
使手肘略低於大腿，
會達到最大收縮。

舉啞鈴時，肘部
不要動

CONTRACT

重點在這裡！

肩膀愈低，愈能收縮長頭

長頭位於肱二頭肌外側，起點在肩胛骨上部（盂上結節）。由於肌腱繞到關節後方，如果將握啞鈴側的肩膀放低，肩胛骨的位置就會改變，比較容易達到最大收縮角度。此時，另一側肩膀也放低是沒有意義的，所以就用手臂牢牢撐住吧！

握啞鈴側的肩膀放低！

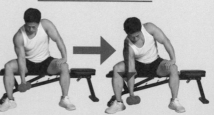

TARGET

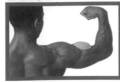

NO.023

曲槓彎舉

肱二頭肌・長頭

自重	自由重量	機械訓練	POF M	POF S	POF C

手肘不要完全伸直，以免負荷流失。

DOWN

肩膀放低

肩膀放低，稍微駝背

稍微駝背，不要伸展背肌

握距比肩膀稍窄，反手握住槓鈴

拇指、食指及中指用力握槓，往上舉起

有意識地用拇指側來握槓，長頭的參與會更多。

UP

重點在這裡！

要意識到曲槓與直槓彎舉的差異

曲槓與直槓的差異在於手掌的角度。藉由減緩前臂的扭轉，減少短頭的參與，巧妙地將目標對準長頭。肩膀的位置如果比訓練短頭的動作放得更低，對長頭就更有效。

彎曲上背，肩膀放低！

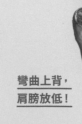

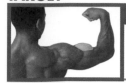

NO.024

滑輪彎舉

肱二頭肌・長頭	自重	自由重量	機械訓練	POF M	POF S	POF C

※依肌力、做法與意識來分類,屬於POF・M或C。

RETURN

肩膀放低,稍微駝背

滑輪把手以W形最有效。

拇指、食指及中指用力握住拉桿往上拉

握距比肩膀稍窄,反手握住拉桿

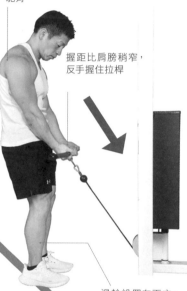

肩膀放低

滑輪設置在下方,略微退後站著

稍微駝背,不要伸展背肌

在收縮角度停留,效果更好。

PULL

重點在這裡!

改變手臂、軀幹及滑輪的角度能增強收縮效果

滑輪彎舉的優點是,可藉由調整姿勢使收縮角度的負荷最大化。滑輪做為機械訓練的基本項目,從下方拉是沒問題的;但從收縮角度的訓練來看,從上方拉滑輪,或坐著從前方拉滑輪,是比較理想的方式。

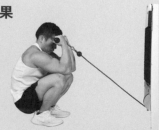

TARGET

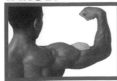

NO.025

上斜彎舉

肱二頭肌・長頭

| 自重 | **自由重量** | 機械訓練 | POF M | **POF S** | POF C |

STRETCH

重訓椅傾斜30°至45°，挺胸靠在椅背上

雙腳交叉，身體會比較穩

重點在於達到最大伸展角度。底部位置的動作要仔細。

保持倒八字的角度舉起啞鈴，上臂不動

以「倒八字」的角度握住啞鈴

挺胸可產生最大伸展效果。

手肘彎到可維持負荷不流失的位置

UP

重點在這裡！

與外轉仰臥上斜彎舉的差異

這個動作的目標部位是長頭，與外轉仰臥上斜彎舉的差異在於前臂張開的角度。這個動作的外轉角度比外轉仰臥上斜彎舉緩和。此外，為減少短頭的活動，啞鈴最好由拇指、食指及中指用力握住。

啞鈴保持倒八字的角度！

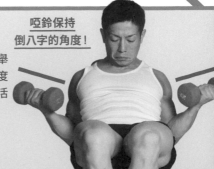

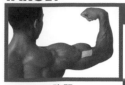

NO.026

徒手正握彎舉

肱肌

自重	自由重量	機械訓練	POF M	POF S	POF C

DOWN

用另一隻手用力按壓手腕

伸直背肌

肩膀不要下沉

手背朝向前方，效果更好。

手背朝前

彎曲手肘，使手背朝上

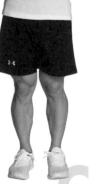

彎曲手肘時不扭轉前臂，可減少肱二頭肌的參與。

CONTRACT

重點在這裡！

肱肌的特性

肱肌位於肱二頭肌與肱三頭肌之間，只跨越肘關節，是單關節肌。它跟肱二頭肌一樣負責手肘的彎曲（肘關節屈曲），但只要手背朝上，就能減少肱二頭肌的參與，集中鍛鍊肱肌。

手背向上！

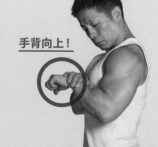

TARGET

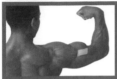

NO.027

正握滑式彎舉

肱肌	自重	**自由重量**	機械訓練	POF M	POF S	**POF C**

DOWN

手背朝前，
減少肱二頭肌的參與。

肩膀不要下沉

背肌保持筆直

手背朝前，
握住啞鈴

手肘向後，垂直
舉起啞鈴

從前方看，啞鈴
呈八字形

沿著身體前面
朝正上方舉起啞鈴，
可刺激肱肌。

CONTRACT

重點在這裡！

讓啞鈴沿著身體上升，往正上方舉起

滑式彎舉就是手肘向後拉，讓啞鈴垂直上下。不用像啞鈴彎舉一樣固定手肘的位置，只要手背朝上握住啞鈴，就可減少肱二頭肌的參與。做時可以想像啞鈴沿著身體向上爬的感覺，效果會很好。

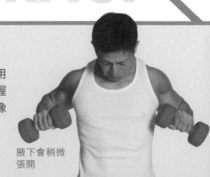

腋下會稍微張開

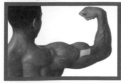

NO.028

曲槓滑式彎舉

肱肌

| 自重 | 自由重量 | 機械訓練 | POF M | POF S | POF C |

以背部挺直、
肩膀不下沉的良好姿勢站立。

反手握住曲槓的第二個彎曲處

手肘向後移動

腋下張開

肩膀不下沉，背部挺直

垂直舉起槓鈴

將曲槓拉近胸部，
沿著身體向上。

DOWN

UP

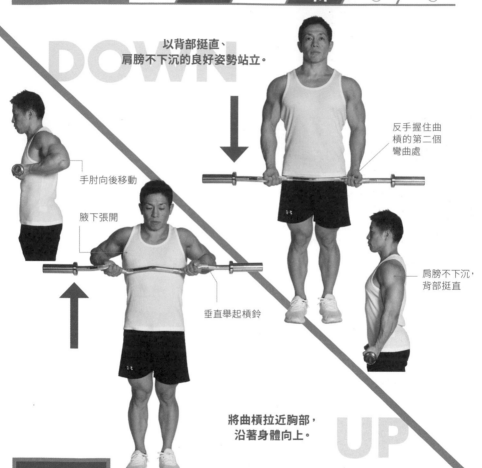

重點在這裡！

反握的優缺點

曲槓滑式彎舉的目的是減少肱二頭肌的參與。如果用正握的方式，雖然肱二頭肌的參與更少，但受傷的風險也變高。屬於中重量的訓練，如果要舉大重量，還是用反握吧！

正握的話要小心受傷！

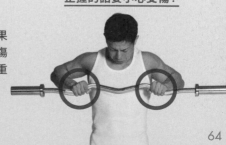

64

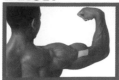

TARGET

NO.029

滑輪滑式彎舉

| 肱肌 | 自重 | 自由重量 | 機械訓練 | POF M | POF S | POF C |

RETURN

滑輪把手以W形最有效。

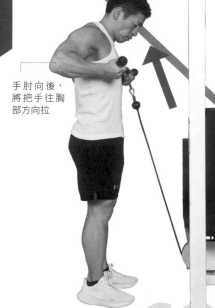

手肘向後，將把手往胸部方向拉

反手握住把手

滑輪設置在下方，略微退後站著

CONTRACT

重點放在收縮角度，用力壓縮手肘肌肉（肱肌）。

重點在這裡！

也推薦正握的方式！

也可以正手拉

為了達到在收縮角度可以更仔細做動作，並降低受傷風險，可以用正手拉，以減少肱二頭肌的參與。請記得，因為是收縮角度訓練，應該要在收縮角度停1至2秒，而非追求重量。

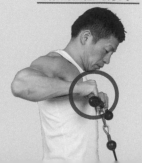

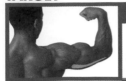

TARGET

NO.030

反向撐體

肱三頭肌・長頭

自重	自由 重量	機械 訓練	POF M	POF S	POF C

※依肌力來分類，屬於POF・M。

DOWN

身體不要傾斜，往正
下方下降

伸直手肘時將胸部
往上推，能使肱三
頭肌長頭達到最大
收縮角度。

手放在支撐台上，
撐起身體

伸展身體，挺胸，
向上看

**從側面看，
手肘和肩膀最好成90°。**

手肘盡量伸直

CONTRACT

重點在這裡！

邊合上手肘，邊撐起身體

從後面看手肘的角度，應該要在彎曲（身體下沉）時
張開，伸直（撐起身體）時合起。因為長頭位於肱三
頭肌內側，起點在肩胛骨下側（盂下結節），具有合起
腋下的功能。

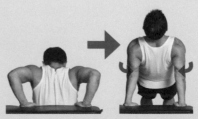

66

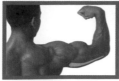

TARGET

NO.031

法式彎舉

肱三頭肌・長頭

自重	**自由重量**	機械訓練	POF M	**POF S**	POF C

STRETCH

兩手持啞鈴，彎曲手肘，使啞鈴下降到身體後方

上臂與地面垂直

也可以只用一個啞鈴。

啞鈴往上舉時，上臂、前臂成一直線

類似足球擲邊線球的動作，意識集中於肱三頭肌內側。

UP

重點在這裡！

手臂的動作盡量做到極限！

了解肱三頭肌・長頭的結構

肱三頭肌分為三個部分，主要功能是伸展整隻手肘，即肘關節伸展。其中的長頭跨越肩關節，是雙關節肌；所以只要舉起手臂，彎曲手肘，就會產生伸展刺激。做法式彎舉時，最好先將手臂高舉，向上伸展，將肩膀周圍抬起後再開始動作。

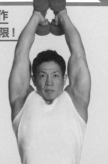

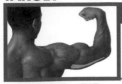

TARGET

NO.032

滑輪過頭三頭屈伸

肱三頭肌・長頭

自重	自由重量	機械訓練	POF M	POF S	POF C

STRETCH

滑輪設置在上方，雙腳一前一後站立

身體前傾，上半身和地面平行

在收縮位置停留，效果更好。

將滑輪向斜前方拉，手肘盡量伸直

放倒身體，感覺肩膀被向後拉緊。

CONTRACT

重點在這裡！

滑輪配件的選擇重點

做這個動作時，建議配件用三頭肌繩。因為使用三頭肌繩時，手腕角度比較自由，手肘能夠自然伸直。不過，三頭肌繩給人不穩定的感覺。如果因此無法將力量集中在手肘，可以試試拉桿。

要求穩定感的人使用拉桿！

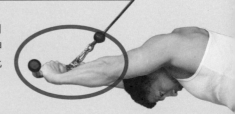

TARGET

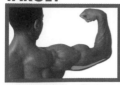

NO.033

反向撐體（槓片）

肱三頭肌・長頭	自重	自由重量	機械訓練	POF M	POF S	POF C

※依肌力、做法與意識來分類，屬於POF・M。

DOWN

身體不要傾斜，往正下方下降

把槓片放在大腿上

手放在重訓椅上，腳放在地上來支撐身體

伸直手肘時胸部愈往上推，愈能收縮肱三頭肌長頭

挺胸，向上看

從側面看，手肘和肩膀最好成90°

手肘盡量伸直

UP

重點在這裡！

肱三頭肌長頭的中間角度訓練

肱三頭肌長頭的訓練通常不會用大重量。在這種狀況下，這個動作就是中間角度訓練中最適合練肱三頭肌長頭的動作。從後面看，腋下應該在手肘彎曲（身體下沉）時張開，手肘伸直（身體上升）時合起。

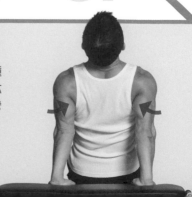

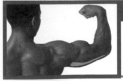
仰臥法式彎舉

肱三頭肌・長頭	自重	**自由 重量**	機械 訓練	POF M	**POF S**	**POF C**

STRETCH

上臂與身體
成一直線

重訓椅傾斜0°至60°

伸直手肘，直到
上臂與地面接近
垂直。如果伸展
到極限，會達到
最大收縮角度。

雙手持啞鈴，彎曲手肘，
在身體後方下降

重訓椅的傾斜角度愈小，
伸展角度的負荷愈大。

上臂慢慢向前伸出，同時
伸直手肘，舉起啞鈴

CONTRACT

重點在這裡！

啞鈴數目與握持方式

法式彎舉可用一個啞鈴，也可用兩個啞鈴。用兩個
可讓左右手平均鍛錬；如果用一個，可以用手心握
住握把，讓握持比較穩定，也方便操作大重量。請
依照自己的目的選擇。

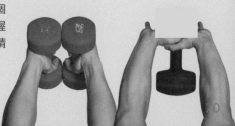

TARGET

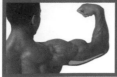

NO.035

滑輪繩索下壓

肱三頭肌・長頭	自重	自由重量	**機械訓練**	POF M	POF S	**POF C**

RETURN

滑輪設置在上方，略微退後站著

腰部以上前傾

上半身挺直，挺胸

用小指、無名指用力握住

最好選擇可拉到身體後方的繩索。

手肘盡量朝向後方

除了伸直手肘，還要將整隻手臂拉向身後，才會達到最大收縮。

CONTRACT

重點在這裡！

了解肱三頭肌・長頭的結構

長頭是三頭肌中唯一從肩胛骨延伸到尺骨（前臂）的雙關節肌，會影響手肘與肩膀的動作。以肩關節為起點，上臂愈往下方與後方轉動，長頭愈收縮；上臂愈向上轉動，長頭愈伸展。

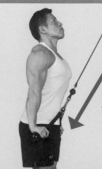

整隻手臂向後拉！

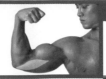

NO.036

徒手三頭屈伸

肱三頭肌・內側頭

自重	自由重量	機械訓練	POF M	POF S	POF C

UP

另一隻手用力按壓手腕

上臂緊貼肋骨不動

使勁壓住，代替滑輪的重量。

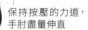

彎曲手肘，手心面對自己

保持按壓的力道，手肘盡量伸直

以手肘最高處為起點，筆直放下，能有效練到肱三頭肌內側頭。

CONTRACT

重點在這裡！

固定上臂位置

肱三頭肌的內側頭與外側頭都是單關節肌，只跨越肘關節。不只徒手三頭肌伸展，其他內側頭也是只活動手肘，與長頭的動作大為不同。上臂緊貼身體，固定不動，會更容易達到效果。

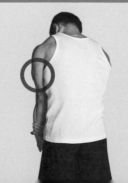

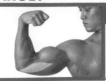

TARGET

NO.037

法式推舉

肱三頭肌・內側頭	自重	自由重量	機械訓練	POF M	POF S	POF C

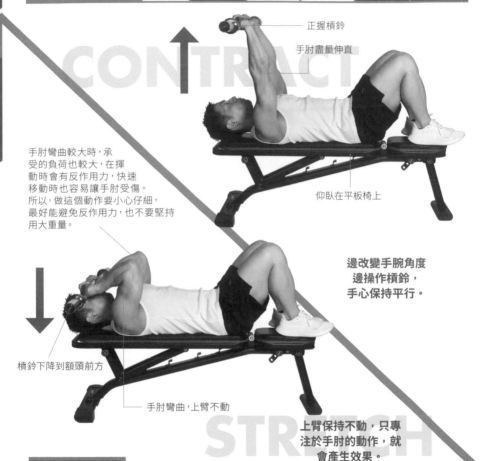

正握槓鈴

手肘盡量伸直

CONTRACT

仰臥在平板椅上

手肘彎曲較大時，承受的負荷也較大，在揮動時會有反作用力，快速移動時也容易讓手肘受傷。所以，做這個動作要小心仔細，最好能避免反作用力，也不要堅持用大重量。

邊改變手腕角度邊操作槓鈴，手心保持平行。

槓鈴下降到額頭前方

手肘彎曲，上臂不動

STRETCH

上臂保持不動，只專注於手肘的動作，就會產生效果。

重點在這裡！

名稱來自「下降到臉前」的動作

法式推舉的原文是「Skull Crusher」，即「打破頭蓋骨的人」，槓鈴下降到臉前的動作就像要打破頭蓋骨一般。這個動作的目的是固定上臂。如果槓鈴放到頭部上方，就成了仰臥三頭屈伸，鍛鍊的是長頭。

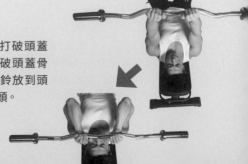

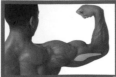

NO.038

鑽石伏地挺身

肱三頭肌・外側頭	自重	自由重量	機械訓練	POF M	POF S	POF C

UP

兩手靠近，
以減少胸大肌的參與。

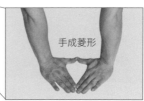

擺出伏地挺身的姿勢，
兩手靠在一起

做不到的話，可以用膝蓋
撐地，或把手放在重訓椅
或桌上，傾斜身體來做。

手成菱形

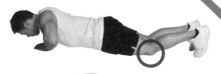

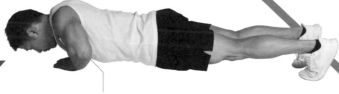

彎曲手肘，身體下沉，
下巴靠近指尖

DOWN

重點在這裡！

自重訓練也要小心受傷

鑽石伏地挺身和法式推舉等肱三頭肌內側頭、外側頭的
訓練，都容易讓手肘受傷。因此，從下方移向上方時要慢
慢來，不要太急。不要太追求重量，把心思花在可做高次
數的姿勢和可動區域上。

身體不要過低！

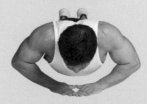

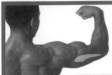

TARGET

NO.039

窄握臥推

| 肱三頭肌・外側頭 | 自重 | 自由重量 | 機械訓練 | POF M | POF S | POF C |

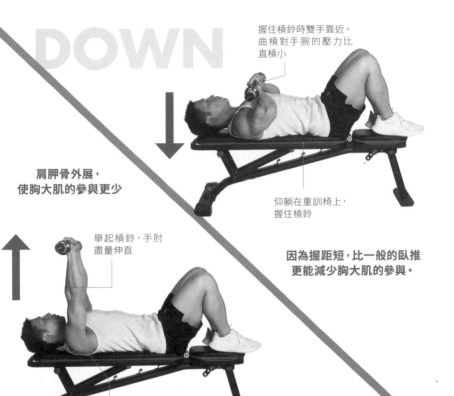

DOWN

握住槓鈴時雙手靠近。
曲槓對手腕的壓力比
直槓小

肩胛骨外展，
使胸大肌的參與更少

仰躺在重訓椅上，
握住槓鈴

因為握距短，比一般的臥推
更能減少胸大肌的參與。

舉起槓鈴，手肘
盡量伸直

肩胛骨外展

UP

重點在這裡！

握距愈窄，外側頭使用愈多

窄握臥推之所以能夠練到肱三頭肌外側頭，是因為肘關節的可動區域擴大，再加上肩膀動作被控制，減少胸大肌的參與。握距愈近雖然效果愈好，但手腕受傷的風險也會提高，所以要選擇適當的握距。

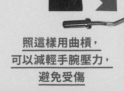

照這樣用曲槓，
可以減輕手腕壓力，
避免受傷

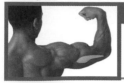

TARGET

NO.040

正握繩索下壓

肱三頭肌・外側頭	自重	自由重量	機械訓練	POF M	POF S	POF C

滑輪設置在上方，略微退後站著

RETURN

手肘向斜前方盡量伸直，把三頭肌繩往前推

使用三頭肌繩，用拇指、食指、中指用力握住

邊推三頭肌繩邊扭轉手臂，把拇指側轉到下方

邊扭轉手臂邊伸直手肘，能有效練到肱三頭肌外側頭。

CONTRACT

重點在這裡！

目標是外側頭的最大收縮

肱三頭肌外側頭位於手臂外側，在手臂向內側扭轉時達到最大收縮。這個動作的目標是達到最大收縮角度，手臂扭轉與伸直手肘的動作最好同時進行。理想狀況是拇指位置降低，讓小指在上方。

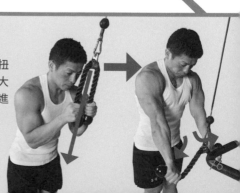

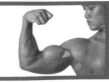

TARGET

NO.041

滑輪肩膀內收

喙肱肌

| 自重 | 自由重量 | 機械訓練 | POF M | POF S | POF C |

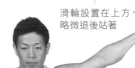

RETURN

滑輪設置在上方，略微退後站著

伸直手肘，正手握住把手

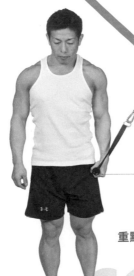

手肘保持伸直，只用肩膀的動作將滑輪拉到身體側面

重點是身體保持固定，只動肩膀。

CONTRACT

重點在這裡！

鍛鍊喙肱肌的意義是什麼？

喙肱肌位於肱二頭肌短頭內側，形狀細長，可以讓在二頭肌與三頭肌在視覺上壁壘分明。功能是「手臂的內收」，即將外張的手臂向身體側面靠攏。只移動肩關節而固定肘關節，能達到最大刺激。

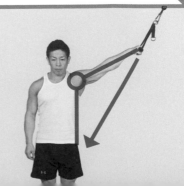

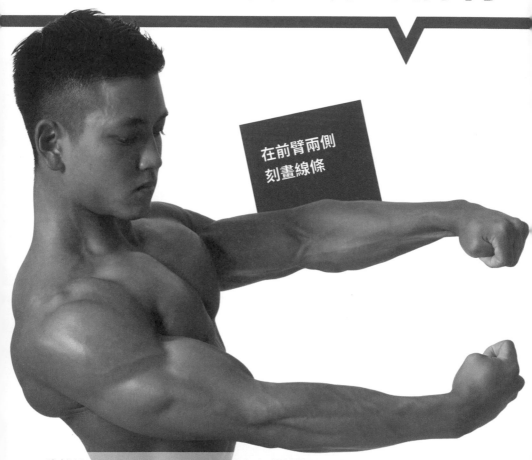

目標部位

肱橈肌→P79
前臂屈肌群→P82
前臂伸肌群→P85

前臂

線條分明的前臂

在前臂兩側
刻畫線條

雖然前臂是經常被忽略的部位，但好好鍛鍊的話，也很容易達成肌肉分明且布滿青筋的效果。如果鍛鍊從上臂延伸到前臂、會形成山丘形狀的肱橈肌，前臂馬上會像吹氣球般粗壯起來；再鍛鍊內側的前臂屈肌群，使粗壯程度升級，然後練外側的前臂伸肌群。這樣才能形成線條分明、血管劍拔弩張、堅硬如鐵的前臂。

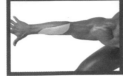

前臂

肱橈肌

TARGET

NO.042

徒手錘式彎舉

肱橈肌

自重	自由重量	機械訓練	POF M	POF S	POF C

DOWN

肩膀不要下沉

上臂緊貼肋骨，保持固定

背部打直

另一隻手用力按壓前臂的拇指側

拇指在上

彎曲手肘，拇指維持在上方的位置

上臂與前臂的肌肉互相擠壓。

CONTRACT

重點在這裡！

了解錘式彎舉的特性

錘式彎舉中，前臂（手腕）的扭轉介於二頭肌彎舉與正握彎舉之間。肱橈肌的起點是肱骨，止點是位於前臂拇指側的橈骨，拇指在上的角度能得到最大刺激。

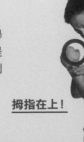

拇指在上！

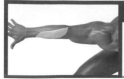
錘握滑式彎舉

肱橈肌

自重	自由 重量	機械 訓練	POF M	POF S	POF C

DOWN

肩膀不要下沉

背部打直

用拇指、食指、中
指用力握住啞鈴，
拇指側在上

拇指保持朝上

沿垂直軌道舉起啞鈴，
舉起時手肘向後

**拇指側在上
是刺激肱橈肌的
最佳角度。**

**重點是沿垂直軌道
舉起啞鈴，就像啞鈴沿著
身體向上爬。**

CONTRACT

重點在這裡！

滑式彎舉與錘式彎舉的融合

錘式彎舉的特色是舉起時拇指側在上，滑式彎舉
則是手肘向後拉，沿著垂直軌道舉起啞鈴；錘握滑
式彎舉結合了這兩個特點。肱橈肌的功能與肱肌
類似，握持的角度與正握彎舉稍有不同，所以能讓
刺激集中。

**拇指側在上，
沿垂直軌道舉起！**

TARGET

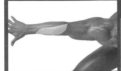

NO.044

滑輪錘式彎舉

肱橈肌	自重	自由重量	機械訓練	POF M	POF S	POF C

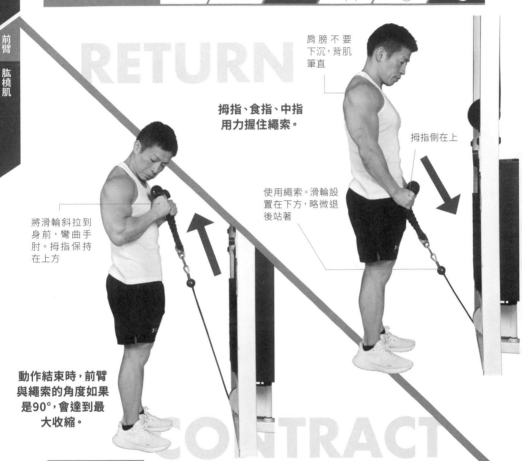

RETURN

肩膀不要下沉，背肌筆直

拇指、食指、中指用力握住繩索。

拇指側在上

使用繩索。滑輪設置在下方，略微退後站著

將滑輪斜拉到身前，彎曲手肘。拇指保持在上方

動作結束時，前臂與繩索的角度如果是90°，會達到最大收縮。

CONTRACT

重點在這裡！

動作結束時前臂與繩索成直角

滑輪動作中，在動作的最高點，前臂與繩索的角度如果是90°，會達到最大收縮。所以，訓練時最好能調整站的位置與滑輪本體的距離。

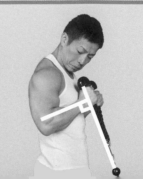

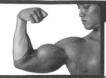

啞鈴手腕彎舉

前臂屈肌群	自重	自由重量	機械訓練	POF M	POF S	POF C

※依做法與意識來分類，屬於POF・S。

DOWN

手心朝上，用指尖固定啞鈴

前臂放在重訓椅上

**伸展手指可增加
伸展刺激與可動區域。**

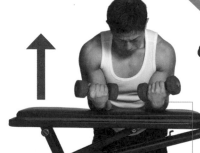

指尖到手腕向上捲起。
動作結束時，
如果牢牢握住啞鈴，
可提高收縮效果。

彎曲手腕，用手指和手腕向上捲起啞鈴

CONTRACT

重點在這裡！

前臂屈肌群負責手指與手腕的活動

前臂屈肌群的作用是讓手指與手腕向手心的方向彎曲。這個動作的優點是前臂固定，能夠專注在手腕上。另外，還能藉由伸展手指擴大可動區域，提高伸展刺激。

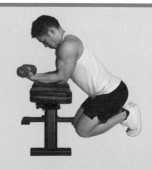

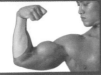

NO.046

站姿正握手腕彎舉

前臂屈肌群	自重	自由重量	機械訓練	POF M	POF S	POF C

DOWN

伸展手指可增加可動區域。

手指和手腕向上捲起啞鈴

手心向後,用指尖固定住啞鈴
＊槓鈴比較穩定（動作較受限制）

手臂不動,只專注於手指和手腕的動作

UP

重點在這裡!

連手指都用上了,握力也會提高

指尖極力握住啞鈴向上捲起的動作,還能同時鍛鍊掌管手指動作的肌肉——指屈肌群。指屈肌群也位於前臂內側,這個動作也能讓它變粗壯。此外,這個動作還能鍛鍊握力,所以很推薦大家練習。

 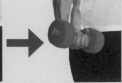

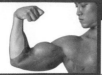

滑輪手腕彎舉

前臂屈肌群

自重	自由重量	機械訓練	POF M	POF S	POF C

RETURN

蹲下，用膝蓋固定前臂，鋼絲繩與前臂成一直線

手指與手腕向上捲起拉桿

滑輪設置在下方，手持拉桿，用指尖固定住

**手腕伸直，
前臂與鋼絲繩成一直線，
維持姿勢**

前臂不動

**鋼絲繩與手心成直角
會達到最大收縮。**

CONTRACT

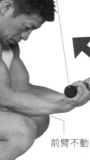

重點在這裡！

最好選擇直槓

使用拉槓時，手腕可以彎曲成直角，手指也能做動作，所以對提高握力也十分有效。起始時鋼絲繩、手指、前臂成一直線，結束時手掌與鋼絲繩成直角，就能達到最大收縮。

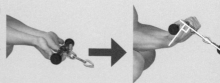

TARGET

NO.048

手腕伸展

前臂伸肌群	自重	自由重量	機械訓練	POF M	POF S	POF C

※如果用肌力、做法與意識來分類，屬於POF·S。

DOWN

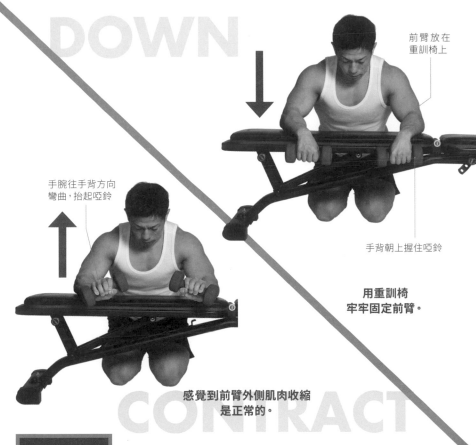

前臂放在重訓椅上

手背朝上握住啞鈴

用重訓椅牢牢固定前臂。

手腕往手背方向彎曲，抬起啞鈴

感覺到前臂外側肌肉收縮是正常的。

CONTRACT

重點在這裡！

伸展手背時用的是前臂伸肌群

前臂伸肌群的作用是讓手腕向手背方向彎曲。這個動作的優點是前臂固定，可專注在手腕上。舉啞鈴時從前面看，如果啞鈴呈「八」字形，可降低手腕受傷的風險。

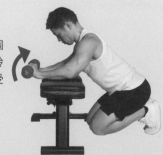

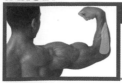

TARGET

NO.049

滑輪手腕伸展

前臂伸肌群	自重	自由重量	機械訓練	POF M	POF S	POF C

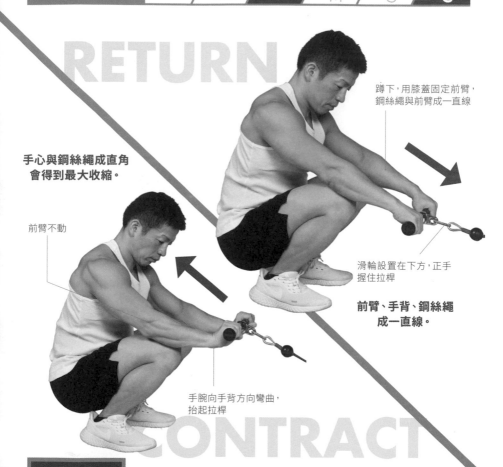

RETURN

蹲下，用膝蓋固定前臂，鋼絲繩與前臂成一直線

手心與鋼絲繩成直角會得到最大收縮。

前臂不動

滑輪設置在下方，正手握住拉桿

前臂、手背、鋼絲繩成一直線。

手腕向手背方向彎曲，抬起拉桿

CONTRACT

重點在這裡！

意外地容易受傷

這個動作是將負重加在手肘與手腕上，受傷的風險很高。重要的是，不要一味追求重量，動作要慢慢做。許多人為了節省時間，使用和手腕彎舉一樣的重量，但還是分開來比較好。

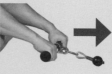 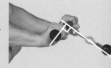

86

TARGET 02

胸、背、頸
～肩、腹部
的訓練

目標部位

胸大肌・鎖骨部(上部)→P89
胸大肌・胸骨部(中部)→P93
胸大肌・肋骨部(下部＆外側)→P98

胸大肌・中央部→P105
前鋸肌→P107
胸小肌→P109

胸

飽滿的胸肌

高聳的胸膛，彷彿要撐破襯衫

最具代表性的胸肌是位於前面的胸大肌。胸大肌可分為鎖骨部（上方）、胸骨部（中間）及肋骨部（下方）三個部分。訓練時會進一步將焦點分別放在內側與外側，目標是讓胸部輪廓呈現方形，並更加立體。鍛鍊前鋸肌就像為胸大肌打光，有化妝的效果；再鍛鍊深層的胸小肌，整個胸部就會從底部開始隆起，寬廣厚實的胸膛大功告成；而且，與腹部的分界會更清楚，讓人一看就知道是練過的。

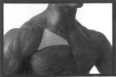

TARGET

NO.050

下斜伏地挺身

胸大肌・鎖骨部（上部）

| 自重 | 自由重量 | 機械訓練 | POF M | POF S | POF C |

UP

腳放在重訓椅上

雙手間距比肩膀寬約
2至3隻手的幅度

身體與地面傾斜　　胸部靠近地面

**身體傾斜，
所以能將目標
鎖定在胸大肌上部。**

DOWN

重點在這裡！

了解胸大肌鎖骨部的結構

胸大肌的止點在肱骨，依起點分為上、中、下三個部分。
鎖骨部位於上部，故名思義就是與鎖骨連接，向斜下方
延伸，訓練時要將手臂往身體斜上方推，所以才要把腿
抬高做伏地挺身。

手臂往身體斜上方推

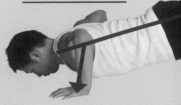

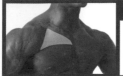
NO.051

上斜臥推

胸大肌・鎖骨部（上部）

| 自重 | 自由
重量 | 機械
訓練 | POF
M | POF
S | POF
C |

DOWN

挺胸

把槓鈴往正上方舉。
對身體來說，手臂是
朝斜上方移動

雙手間距比肩膀
寬約2至3隻手
的幅度

重訓椅傾斜30°至45°，仰躺
在上面

槓鈴放在上胸。

邊感覺胸大肌上部的收縮，
邊舉起大重量。

PRESS

重點在這裡！

槓鈴軌道依據握距而不同

如果握距較寬，腋下就會張開，槓鈴可以直線降到
鎖骨處。如果握距稍窄，腋下就會合上，槓鈴會朝
斜下方走。前者能有效練到上部，後者則能以自然
的姿勢操作大重量。

**沿身體斜上方
的軌道舉起！**

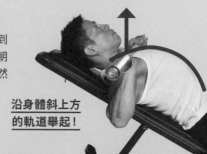

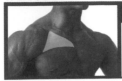

TARGET

NO.052

纜繩胸飛鳥（上胸）

胸大肌・鎖骨部（上部）	自重	自由重量	機械訓練	POF M	POF S	POF C

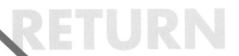

RETURN

手臂與鋼絲繩
成一直線。

將滑輪往身體
斜上方拉

滑輪設置在下
方，稍往前站

如果手臂與鋼絲繩成90°，
會得到最大收縮效果。

CONTRACT

重點在這裡！

拉時身體不要後仰

在胸大肌的訓練中，身體與手臂的角度很重要。
這個動作，有些人會在拉時身體後仰，但這種姿
勢是錯誤的，因為會改變身體與手臂的角度。應
該要使用能確實保持正確姿勢的重量，拉時上半
身保持不動。

稍微收下巴，
避免身體後仰！

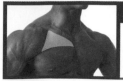
上斜啞鈴飛鳥

胸大肌・鎖骨部 (上部)

自重	自由重量	機械訓練	POF M	POF S	POF C

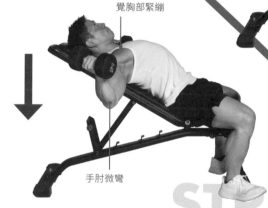

UP

STRETCH

兩個啞鈴平行

挺胸

重訓椅傾斜30°至45°，仰躺在上面

舉起時手肘不要張開太大，以減少肱三頭肌的參與。

啞鈴下降，直到感覺胸部緊繃

兩個啞鈴不要緊貼在一起，手臂與地面垂直，稍做停留。

手肘微彎

重點在這裡！

讓胸大肌伸展到極限

啞鈴飛鳥的魅力在於伸展角度。重點是手肘要稍微打開，將啞鈴拿向外側。這樣能讓胸大肌伸展角度到最大，也能用較大的力矩施加刺激。注意要讓啞鈴沿著圓形軌道升降。

讓伸展刺激達到最大！

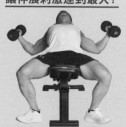

TARGET

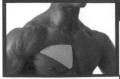

NO.054

伏地挺身

胸大肌・胸骨部（中部）

自重	自由重量	機械訓練	POF M	POF S	POF C

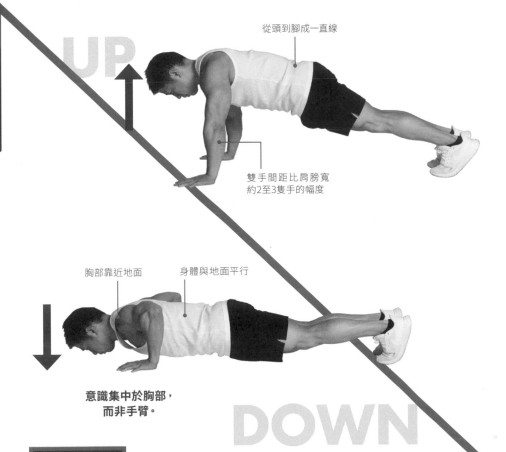

UP

從頭到腳成一直線

雙手間距比肩膀寬約2至3隻手的幅度

胸部靠近地面

身體與地面平行

意識集中於胸部，而非手臂。

DOWN

重點在這裡！

適當的雙手距離：前臂與地面垂直

做伏地挺身時，雙手間距愈大，肱三頭肌的參與愈少，對胸大肌的刺激也愈大。但如果間距過大，做起來太費力，可能會做不完預定的次數，可動區域也會太小。適當的距離是身體降低時，能讓前臂與地面垂直。

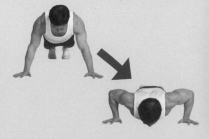

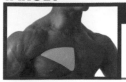
臥推

胸大肌・胸骨部（中部）

| 自重 | **自由重量** | 機械訓練 | **POF M** | POF S | POF C |

DOWN

雙手間距比肩膀寬約2至3隻手的幅度

下降至乳頭附近

挺胸

將槓鈴往肩膀正上方舉

仰躺在重訓椅上

腳用力踩在地上，彷彿要往前踢

胸向上下左右挺出
（肩胛骨內收，挺胸），
可以提高操作重量。

保持挺胸狀態。

PRESS

重點在這裡！

臥推時的呼吸

臥推時，基本上是在下降時吸氣，上推時吐氣。但如果是操作大重量時，可以在頂端大口呼吸，然後閉氣並放下槓鈴，上推時也是用同樣的呼吸方式。這樣的呼吸方式雖然有些紊亂，但很適合用最大重量只舉一次的情況。

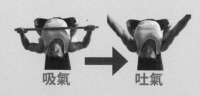

吸氣 → 吐氣

94

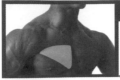

TARGET

NO.056

胸推

胸大肌・胸骨部（中部）

| | 自重 | 自由重量 | 機械訓練 | POF
M | POF
S | POF
C |

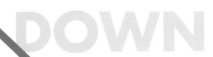

DOWN

PRESS

挺胸

腰靠在椅背上，穩固上半身

胸部到下半身保持固定，只移動手臂。

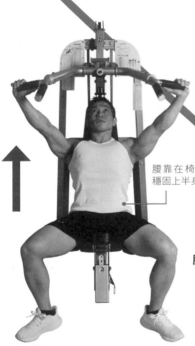

重點在這裡！

了解胸大肌胸肋部的結構

胸肋部位於胸大肌中部，止點是肱骨，起點是位於胸部中央的胸骨。由於肌纖維是橫向分布，手臂基本上是往與身體垂直的方向推出。如果座位角度可以調整，應該要調成直角。

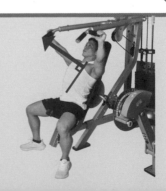

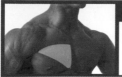
纜繩胸飛鳥

胸大肌・胸骨部（中部）							
P105 胸大肌・中央部	自重	自由重量	機械訓練	POF M	POF S	**POF C**

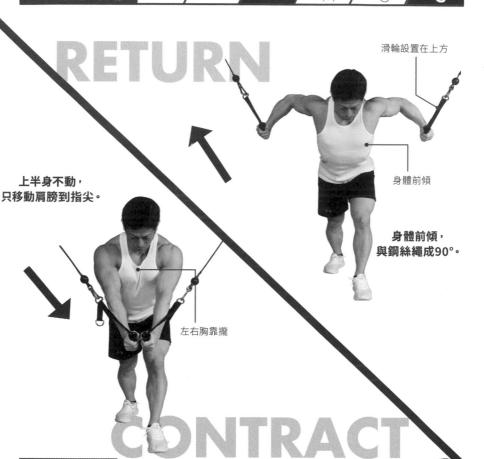

RETURN

滑輪設置在上方

身體前傾

身體前傾，與鋼絲繩成90°。

上半身不動，只移動肩膀到指尖。

左右胸靠攏

CONTRACT

重點在這裡！

收縮項目的訓練方法

做滑輪訓練時，鋼絲繩與手臂成直角的姿勢可以讓力矩達到最大。不過，一般機器的寬度較窄，很難形成直角。如果想加強此動作的收縮性質，可以兩手交替進行，在收縮位置形成直角。

這個角度若是90°，最大收縮角度的力矩會達到最高。

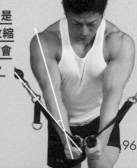

96

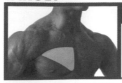

TARGET

NO.058

啞鈴飛鳥

胸大肌・胸骨部（中部）

| 自重 | **自由重量** | 機械訓練 | POF M | **POF S** | POF C |

兩個啞鈴平行

挺胸

UP

啞鈴沿圓形軌道移動。

重訓椅調高15°，仰躺在上面

啞鈴下降，直到感覺胸部緊繃

兩個啞鈴不要緊貼在一起，手臂垂直，稍做停留。

手肘微彎

STRETCH

重點在這裡！

讓伸展刺激達到最大！

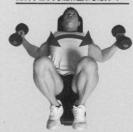

胸部拱起與重訓椅角度的關係

做啞鈴飛鳥時，愈是收起肩胛骨、挺起胸膛，愈能伸展胸大肌。但如果是在平的重訓椅上進行，因為挺胸成橋改變了身體與手臂的角度，練到的是胸大肌下部。將重訓椅抬高15°，就能抵銷挺胸的角度。

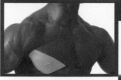

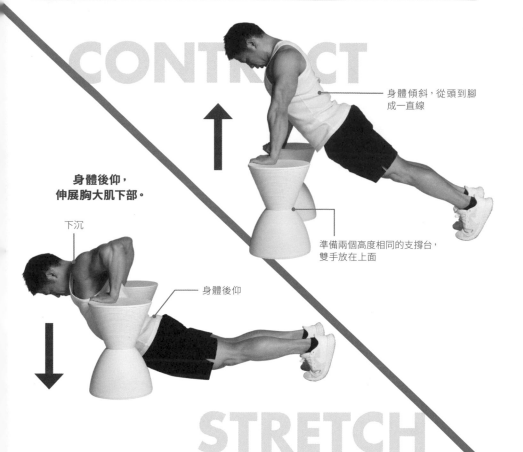

NO.059

雙槓撐體 1

胸大肌・肋骨部（下部&外側）

自重	自由 重量	機械 訓練	POF M	POF S	POF C

CONTRACT

身體傾斜，從頭到腳成一直線

**身體後仰，
伸展胸大肌下部。**

下沉

身體後仰

準備兩個高度相同的支撐台，雙手放在上面

STRETCH

重點在這裡！

了解胸大肌下部的結構

胸大肌下部的肌纖維是從手臂根部向斜下方延伸到腹直肌，所以訓練時手臂是向身體斜下方推出。練這個動作時身體要傾斜，甚至後仰，以接近這個角度。

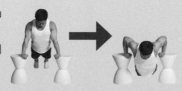

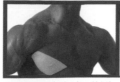

TARGET

NO.060

雙槓撐體 2（目標部位為胸大肌外側）

胸大肌・肋骨部（下部&外側）	自重	自由重量	機械訓練	POF M	POF S	POF C

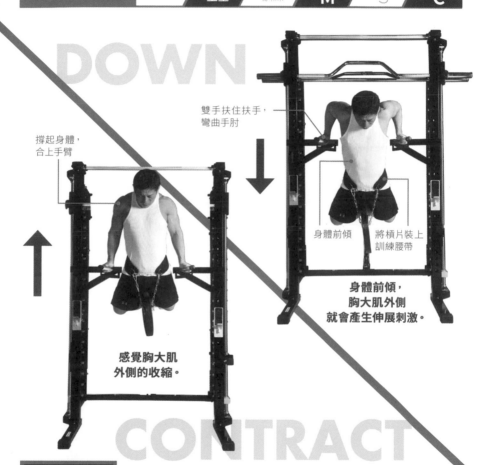

DOWN

雙手扶住扶手，彎曲手肘

撐起身體，合上手臂

身體前傾

將槓片裝上訓練腰帶

身體前傾，胸大肌外側就會產生伸展刺激。

感覺胸大肌外側的收縮。

CONTRACT

重點在這裡！

減少肱三頭肌的參與

雙槓撐體也會刺激肱三頭肌。想要刺激胸大肌，最好身體前傾、挺胸。彎曲膝蓋比較容易做出雙槓撐體的姿勢。還不習慣的話，暫時不要裝槓片，先體驗姿勢吧！

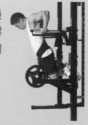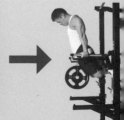

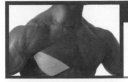
下斜臥推

胸大肌・肋骨部（下部&外側）

自重	自由 重量	機械 訓練	POF M	POF S	POF C

DOWN

雙手間距比肩膀寬約2至3隻手的幅度

膝蓋立起，身體與重訓椅保持傾斜

肩胛骨內收向下，
保持挺胸。

仰躺在平板重訓椅上

傾斜身體，
準備鎖定胸大肌下部。

垂直舉起槓鈴

PRESS

重點在這裡！

手臂與身體的角度很重要

要鍛鍊胸大肌下部，手臂必須向身體斜下方推。如果重訓椅可以向下傾斜就沒問題，但多數健身房並沒有這種重訓椅，所以必須用腳來幫助身體傾斜。可以躺著，雙腳踩住重訓椅撐起身體，做出橋式動作來使身體後仰。

舉起的軌道
是沿著身體斜下方！

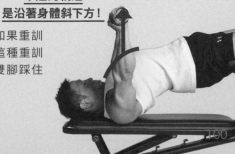

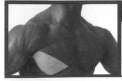

NO.062

下斜胸推

胸大肌・肋骨部（下部&外側）

自重	自由重量	機械訓練	POF M	POF S	POF C

DOWN

擺好姿勢，
準備往身體斜
下方推。

淺坐在椅子上，身體與椅子成傾斜，做出下斜姿勢

藉由腳與肩膀的支撐，使身體後仰

胸部保持高挺，
舉起機器

PRESS

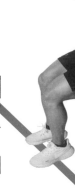

重點在這裡！

橋式的意義

臥推、胸推時會做出橋式動作（藉由雙腳支撐，使身體後仰），我們可藉由這樣的動作操作更大重量。如果要練胸大肌下部，這麼做是有效果的；但如果要練的是中部，過度後仰的話，練到的會是下部，這點必須注意。

往身體斜下方推！

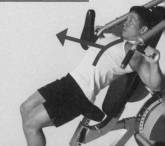

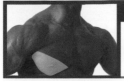
NO.063

纜繩胸飛鳥（下胸）

胸大肌・肋骨部（下部&外側）

參考P105的胸大肌・中央部

自重	自由 重量	機械 訓練	POF M	POF S	POF C

RETURN

身體前傾的話，
目標部位就變成
胸大肌胸肋部。

手肘不動

滑輪設置在上方，
稍微往前站

身體不要前傾

將滑輪往身體
斜下方拉

左右胸大肌（尤其下部與外側）
向中央內收

CONTRACT

重點在這裡！

胸大肌下部
與外側向中央內收

身體不要前傾

做繩索交叉時，如果身體前傾，練到的會是胸大肌中部。提高重量時，我們往往容易前傾；但如果你的目標部位是下部與外側，手臂就必須朝身體斜下方移動，要選擇要能維持此姿勢的重量。

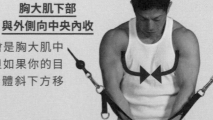

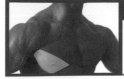

TARGET

NO.064

下斜啞鈴飛鳥

胸大肌・肋骨部（下部&外側）

自重	自由重量	機械訓練	POF M	POF S	POF C

UP

膝蓋立起，身體與重訓椅成傾斜姿勢

兩個啞鈴平行

舉起時手肘彎曲幅度不要太大，以減少肱三頭肌的參與。

仰躺在重訓椅上，臀部抬高

啞鈴下降，直到感覺胸部緊繃

兩個啞鈴不要緊貼在一起，手臂垂直，稍做停留。

手肘微彎

STRETCH

重點在這裡！

調整出適當的角度，啞鈴沿圓形軌道移動

做這個動作時，要將臀部抬高使身體傾斜，手臂朝身體斜下方移動。許多人會讓兩個啞鈴「哐噹」一聲靠在一起，但這麼做會讓雙臂變成垂直，然後向內側移動；這樣一來，就不需要胸大肌的力量，訓練就沒什麼意義了。

抬高臀部讓身體下斜，增強對下部與外側的刺激！

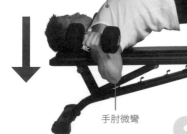

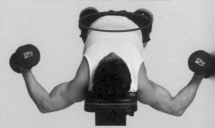

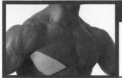
挺胸窄握臥推

胸大肌·肋骨部（下部&外側）	自重	自由重量	機械訓練	POF M	POF S	POF C

PRESS

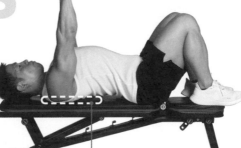

兩個啞鈴平行

深深吸一口氣，
讓胸部伸展到極限。

吸氣、挺胸

把毛巾捲成筒狀墊在背部中央，
仰躺在重訓椅上

兩個啞鈴不要緊貼在一起，
手臂垂直，稍做停留。

彎曲肘部，前臂與地面
垂直

STRETCH

重點在這裡！

對胸大肌下部
與外側施加伸展刺激！

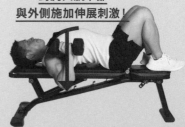

結合飛鳥和推舉，鍛鍊胸肌外側

練這個動作時，首先要在背部墊毛巾來增加胸部的張
力；然後吸氣，盡可能挺起胸部；然後縱向拿著啞鈴，
像做啞鈴臥推一樣，彎曲手肘放低啞鈴。這樣的話，不
只胸大肌下部，還能給予外側強烈的伸展角度刺激。

TARGET

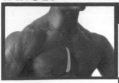

NO.066

合掌推胸

胸大肌・中央部	**自重**	自由重量	機械訓練	POF M	POF S	**POF C**

CONTRACT

在胸部的高度合掌，兩手互相推

增強單手的力量，並往反方向推

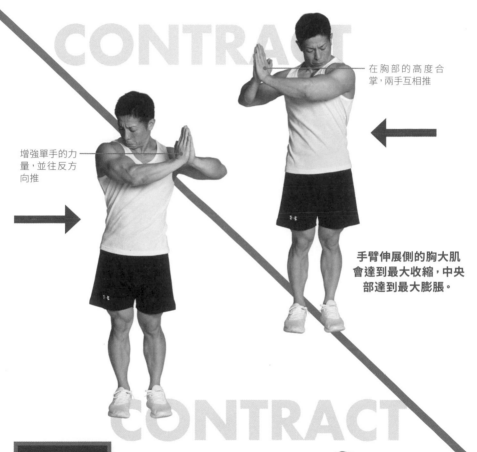

手臂伸展側的胸大肌會達到最大收縮，中央部達到最大膨脹。

CONTRACT

重點在這裡！

用手臂用力壓縮胸大肌

為了收縮胸大肌中央部，要盡可能縮短胸肌。用伸展側的手臂慢慢壓縮胸大肌內側，如果能反覆產生最大收縮、達到最大膨脹，左右胸大肌就能壁壘分明，使胸大肌的存在感大增，胸部完成度升級。

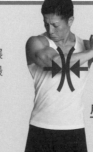

左右胸大肌用力互相擠壓！

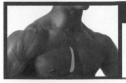
單手飛鳥

胸大肌・中央部	自重	自由重量	機械訓練	POF M	POF S	POF C

DOWN

側躺在重訓椅上

使胸大肌達到最大收縮，而中央部達到最大膨脹。

下側的手握住啞鈴

沿著圓形軌道舉起啞鈴

CONTRACT

重點在這裡！

胸大肌的最大收縮訓練

這個動作在胸大肌達到最大收縮角度時很容易施加力矩。胸大肌中央部並非獨立的肌纖維，而是鎖骨部、胸肋部、下部的延伸，所以可藉由改變手臂或重訓椅的角度來調整目標部位（中央部的上中下）。

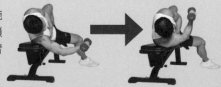

TARGET

前鋸肌

NO.068

前鋸肌伏地挺身

| 自重 | 自由重量 | 機械訓練 | POF M | POF S | POF C |

DOWN

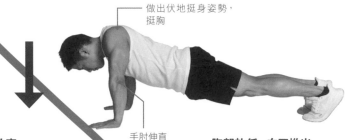

做出伏地挺身姿勢，挺胸

手肘伸直

胸部放低、向下推出，肩胛骨內收。

胸部盡量抬高，肩胛骨打開

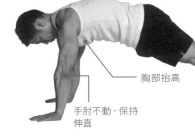

胸部抬高

手肘不動，保持伸直

CONTRACT

重點在這裡！

集中於前鋸肌的動作

前鋸肌的作用是將兩肩向前推出，即肩胛骨外展（向前突出）。這個動作經常出現在胸大肌訓練中，但前鋸肌伏地挺身拿掉了轉動手臂的動作（胸大肌的主要活動）。彎曲手肘在此並沒有意義。

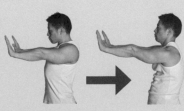

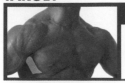

NO.069

前鋸肌撐體

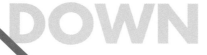

| 前鋸肌
P109的胸小肌 | 自重 | 自由
重量 | 機械
訓練 | POF
M | POF
S | POF
C |

※如果用肌力、做法與意識來分類，屬於POF・S。

DOWN

起始姿勢與
一般雙槓撐體相同。

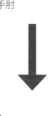

雙手握住把手，
彎曲手肘

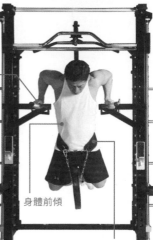

身體前傾

將槓片裝上
訓練腰帶

抬起身體，用力撐起手
臂，盡量打開肩胛骨

盡量駝背，
使背部向上突出。

CONTRACT

重點在這裡！

讓肩胛骨到達頂點

到達一般雙槓撐體的頂端之後，再加入背部向上突
出的動作，是這個動作的特色。前鋸肌在最後的突
出動作扮演重要角色。當你拱起背部，盡可能壓手
臂，全力使背部靠近天花版，前鋸肌就會達到最大
收縮。

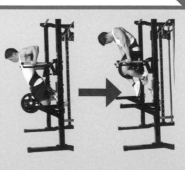

TARGET

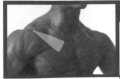

NO.070

坐姿伏地挺身

胸小肌 深層 P107的前鋸肌	自重	自由 重量	機械 訓練	POF M	POF S	**POF C**

DOWN

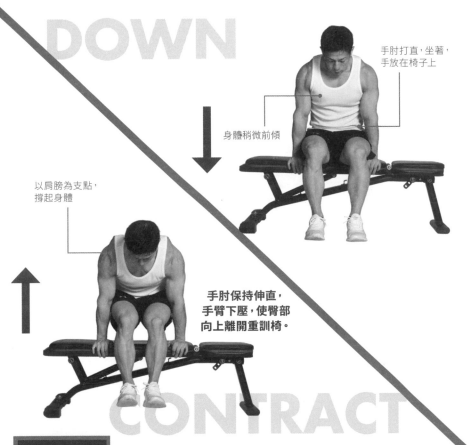

手肘打直，坐著，
手放在椅子上

身體稍微前傾

以肩膀為支點，
撐起身體

**手肘保持伸直，
手臂下壓，使臀部
向上離開重訓椅。**

CONTRACT

重點在這裡！

了解胸小肌的結構

胸小肌是肩膀前方（肩胛骨）向斜下方延伸到肋骨的肌肉，功能之一是放低肩膀，即「肩胛骨下壓」。這個動作如果朝肌纖維方向進行的話，就是坐姿伏地挺身，稍微前傾就能練到胸小肌。

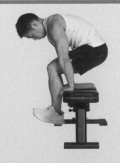

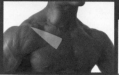

NO.071

啞鈴仰臥拉舉

胸小肌 深層	自重	自由重量	機械訓練	POF M	POF S	POF C

STRETCH

仰躺,身體與重訓椅成直角

以肩膀為支點,啞鈴沿著圓形軌道舉起

啞鈴舉到臉的前方。

身體後仰,臀部放低

大口吸氣、挺胸,臀部放低,使胸小肌達到最大伸展角度。

UP

重點在這裡!

上半身的綜合項目

仰臥拉舉不只能鍛鍊胸小肌,也能同時鍛鍊胸大肌、背闊肌、肱三頭肌等多個部位。而這裡介紹的仰臥拉舉,目標部位是胸小肌。為使胸小肌達到最大伸展角度,做這個動作時,身體要與平板重訓椅成「十」字形,大口吸氣、挺胸,臀部放低。

TARGET

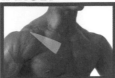

NO.072

胸小肌撐體

胸小肌 **深層**	自重	**自由重量**	機械訓練	**POF M**	POF S	**POF C**
P107的前鋸肌						

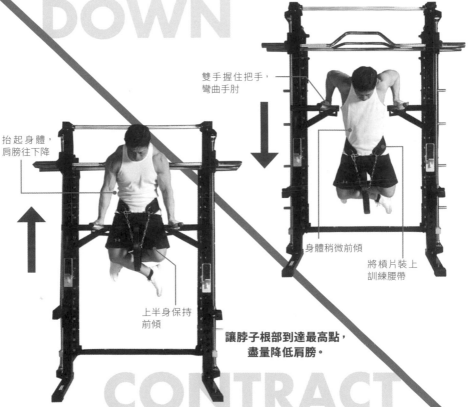

DOWN

CONTRACT

起始姿勢
與一般雙槓撐體相同。

雙手握住把手，
彎曲手肘

抬起身體，
肩膀往下降

身體稍微前傾

將槓片裝上
訓練腰帶

上半身保持
前傾

**讓脖子根部到達最高點，
盡量降低肩膀。**

重點在這裡！

向上時不要拱背

到達一般雙槓撐體的頂端之後，再加入向上（肩膀放低）的動作，是這個動作的特色。與前鋸肌撐體的差別是，這個動作不需要拱背使肩胛骨打開，而要直接往上，使肩胛骨下壓。

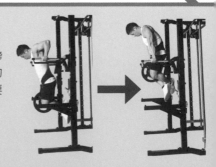

目標部位

鬼背

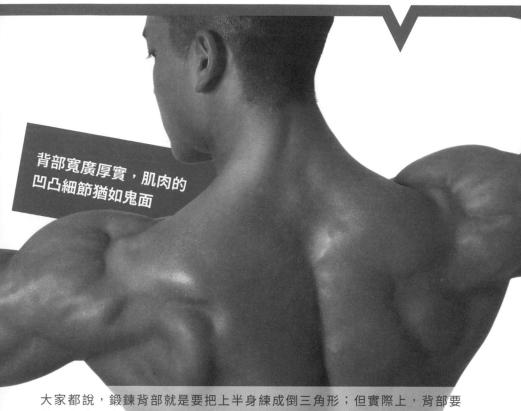

背部寬廣厚實，肌肉的凹凸細節猶如鬼面

大家都說，鍛鍊背部就是要把上半身練成倒三角形；但實際上，背部要兼具厚實、寬廣、凹凸分明，才算大功告成。練斜方肌與豎脊肌能讓背部厚實；練大圓肌能讓背部寬廣；練棘下肌能讓背部凹凸分明。這麼多的肌肉，必須分區鍛鍊，才會形成鬼面般猙獰的輪廓。斜方肌與背闊肌若進一步依肌纖維的方向分區鍛鍊，會有很好的效果。「一轉身，就該說再見了」[1]——這句話像針一樣刺進我的心，告訴我要練出完美背部有多難。

1. 譯注：著名健美選手Shawn Ray的名言，意指許多人健身只練正面，不練背面。

112

TARGET

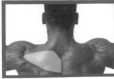

NO.073

寬握曲體划船（寶特瓶）

中斜方肌	自重	自由 重量	機械 訓練	POF M	POF S	POF C

DOWN

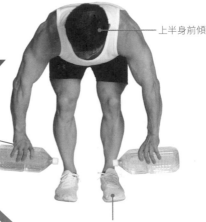

上半身前傾

雙手間距比肩膀
稍寬

雙腳與骨盆同寬

**盡量前傾，
對中斜方肌的效果更好。**

舉寶特瓶時要挺胸，
使肩胛骨內收

手肘在肩膀正側面

**意識集中在肩胛骨內收，
而非肘關節與肩關節上。**

CONTRACT

重點在這裡！

了解中斜方肌的結構

斜方肌的肌纖維從肩膀延伸到脊椎，分成上、中、下三個
部分。其中，中斜方肌的肌纖維是橫向分布，所以要用挺
胸、兩邊肩胛骨向脊椎內收的動作來鍛鍊。許多針對中斜
方肌的訓練也加入上臂向後轉動的動作，但我認為最好
能集中在肩胛骨內收的動作上。

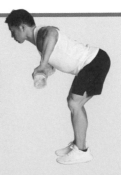

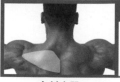
槓鈴寬握曲體划船

中斜方肌

| 自重 | 自由重量 | 機械訓練 | POF M | POF S | POF C |

做背部訓練時，原則上是用虛握。用力握住可防止手臂過度施力，也比較容易引出肩胛骨的動作，能使背部肌肉的可動區域達到最大。

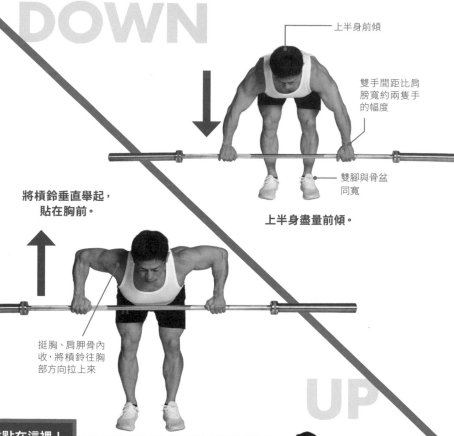

DOWN

上半身前傾

雙手間距比肩膀寬約兩隻手的幅度

雙腳與骨盆同寬

上半身盡量前傾。

將槓鈴垂直舉起，貼在胸前。

挺胸、肩胛骨內收，將槓鈴往胸部方向拉上來

UP

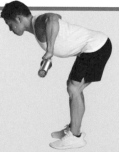

重點在這裡！

雖是中間角度的訓練，但大重量也可能導致受傷

做這個動作時，身體愈前傾，愈能練到中斜方肌，但腰的負擔也愈高。為預防受傷，要注意前傾程度或槓鈴重量，不要讓腰有不協調感，也不要一味追求大重量。

114

TARGET

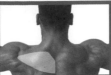

中斜方肌

NO.075

胸部支撐啞鈴划船

自重	自由 重量	機械 訓練	POF M	POF S	**POF C**

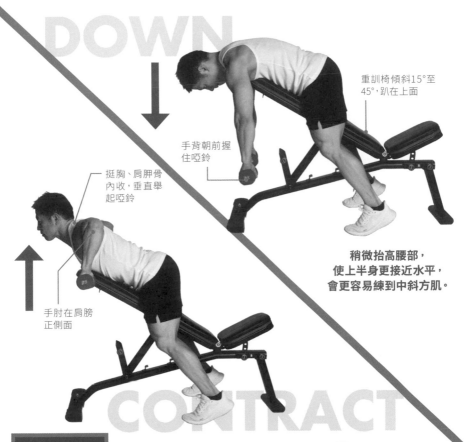

DOWN

重訓椅傾斜15°至
45°，趴在上面

手背朝前握
住啞鈴

挺胸、肩胛骨
內收，垂直舉
起啞鈴

手肘在肩膀
正側面

**稍微抬高腰部，
使上半身更接近水平，
會更容易練到中斜方肌。**

CONTRACT

重點在這裡！

能夠集中鍛鍊中斜方肌

胸部支撐的目的就是大幅減少一般寬握曲體划船
對腰部的壓力，所以我推薦這個動作給腰容易受傷
的人。腰部強壯、想操作大重量的人可以做上一頁
的槓鈴寬握曲體划船。

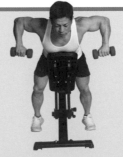

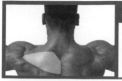

NO.076

寬握單臂划船

中斜方肌	自重	自由 重量	機械 訓練	POF M	POF S	POF C
P137 背闊肌・橫向						

STRETCH

肩膀放低

上臂橫向張開，
舉起啞鈴

一隻手扶在重訓椅上，
另一手握住啞鈴

肩膀盡量抬
到最高

手背朝前握住啞鈴。

**重點是，
手臂是向側面舉起，
而非向上。**

CONTRACT

重點在這裡！

單手做能達到最大伸展與收縮

做這個動作時，軀幹可以自由活動；握啞鈴側的肩
膀放下時，可達到最大伸展；舉起時，可達到最大
收縮。要記得大幅移動肩胛骨。

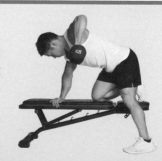

TARGET

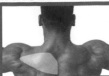

NO.077

寬握坐姿划船

中斜方肌	自重	自由重量	機械訓練	POF M	POF S	**POF C**

RETURN

就像要拿遠處的物品般，拱起背，手盡可能伸出去，使肩胛骨外展。

拱背，使肩胛骨外展

不是用上半身拉，而是用直起上半身、挺胸的姿勢拉。

胸部貼在墊子上，穩住上半身

胸部仍貼在墊子上

握住橫向的把手

拉機器時胸部挺起、肩胛骨內收

CONTRACT

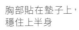

重點在這裡！

選擇不會讓你依靠反作用力的重量

如果用划船機勉強操作大重量，拉的時候整個身體往後倒，會降低對中斜方肌的刺激。有意識地將胸部挺起頂住墊子，藉此控制軀幹的動作，訓練才會有效。要選擇不會破壞姿勢的重量。

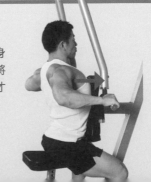

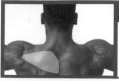

NO.078

滑輪划船（肩胛內收）

中斜方肌	自重	自由重量	機械訓練	POF M	POF S	POF C
P119 下斜方肌						

RETURN

肩膀盡量往前。

腰部不要彎曲。只有上背彎曲，肩胛骨外展

使用握距窄的三角划船拉桿

拉滑輪時要邊挺起胸邊內收肩胛骨

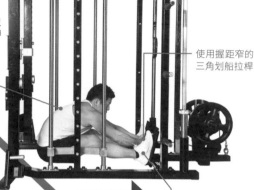

用腳固定下半身

重點是肩胛骨要盡量內收。

CONTRACT

重點在這裡！

把滑輪拉向腹部

使用滑輪划船機能增強中斜方肌與下斜方肌的收縮效果。重點是要用腳牢牢固定下半身，將滑輪往腹部方向拉，邊挺胸邊內收肩胛骨。回到起始姿勢時如果將背拱起，能提高伸展效果，但只能拱起上背；若連腰也拱起，受傷風險會提高，要小心。

挺胸，上半身不要太向後倒

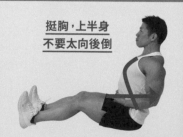

TARGET

NO.079

俯臥前平舉

下斜方肌	自重	自由重量	機械訓練	POF M	POF S	POF C

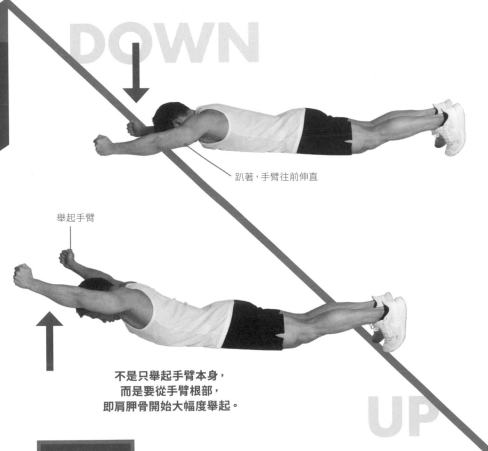

DOWN

趴著，手臂往前伸直

舉起手臂

**不是只舉起手臂本身，
而是要從手臂根部，
即肩胛骨開始大幅度舉起。**

UP

重點在這裡！

肩胛骨後傾

肩胛上轉會用下斜方肌的上轉，伴隨後傾才能有效做出俯臥前平舉。舉手臂時，不要以肩關節為起點，而要從手臂根部──肩胛骨開始大幅度舉起，比「高喊萬歲」的姿勢更進一步將整個手臂往上抬，下斜方肌就會發揮強力作用。

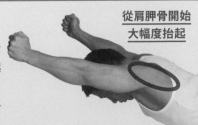

**從肩胛骨開始
大幅度抬起**

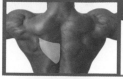
槓鈴曲體划船

下斜方肌	自重	自由 重量	機械 訓練	POF M	POF S	POF C
P137 背闊肌・橫向						

DOWN

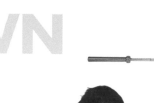

上半身前傾

雙手間距與肩同寬，或比肩膀寬約一隻手的幅度

雙腳與骨盆同寬

上半身前傾程度小於P114。

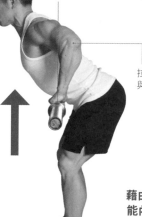

槓鈴朝腹部方向拉

拉槓鈴時，前臂與地面垂直

藉由挺胸，使肩胛骨盡可能內收。槓鈴貼在腹部。

UP

重點在這裡！

握距與拉槓鈴的方向依目標部位而不同

做曲體划船時，握距愈窄，槓鈴愈往腳的方向拉，愈能練到下斜方肌和縱向的背闊肌。而握距愈寬，槓鈴愈往頭的方向拉，愈能練到中斜方肌和橫向的背闊肌（P114）。這就是鎖定中間角度，滴水不漏的訓練方法。

目標部位是下斜方肌和縱向背闊肌時的動作

TARGET

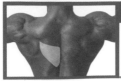

NO.081

單臂划船

下斜方肌	自重	**自由 重量**	機械 訓練	POF M	**POF S**	**POF C**
P132 背闊肌・縱向						

STRETCH

肩膀放低

一手扶在重訓椅上，
另一手握住啞鈴

手背朝外握住啞鈴。

手肘從身體下
方沿著上半身
往上拉

握啞鈴側的肩
膀抬高（挺胸）

CONTRACT

重點是，
手肘是往上抬，
而非橫向。

重點在這裡！

抬高握持側的肩膀

上拉啞鈴時，握啞鈴側的肩膀高於支撐側的肩膀，
能使斜方肌達到最大收縮。雖然單手做能擴大可
動區域，但只要轉動全身，就無法達到最大收縮，
小心不要犯這種錯誤。

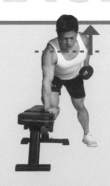

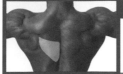

TARGET

NO.082

坐姿划船

下斜方肌	自重	自由重量	機械訓練	POF M	POF S	POF C

※依肌力、做法與意識來分類，屬於POF・M。

RETURN

拱背，使肩胛骨外展

胸部貼在墊子上，穩住上半身

握住縱向的把手

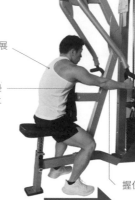

就像要拿遠處的物品般，
拱起背，手盡可能伸出
去，使肩胛骨外展。

胸部仍貼在墊子上

拉機器時胸部挺起、肩胛骨內收

腋下合起來

不是用上半身拉，
而是用肩胛骨拉近身體。

CONTRACT

重點在這裡！

肩胛骨內收很重要

划船機訓練中，上臂的動作也能練到背闊肌，但主要還是
針對斜方肌。採用窄握距是為了讓腋下合起來，啟動肩胛
骨下部。不要沿圓形軌道移動手肘，最好直接沿最大力矩
的方向（與拉桿成直角）拉。

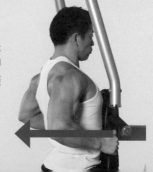

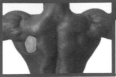

TARGET

NO.083

啞鈴外轉1

棘下肌 ｜ 自重 ｜ **自由重量** ｜ 機械訓練 ｜ POF M ｜ POF S ｜ **POF C**

DOWN

側躺，上方的手握住啞鈴

手肘緊貼上半身，固定不動

固定手肘，準備扭轉上臂。

手肘位置不變，扭轉上臂舉起啞鈴

只要扭轉上臂，啞鈴就會沿圓形軌道被舉起。

CONTRACT

重點在這裡！

不要移動肩關節與肘關節的位置

這個動作的目標部位是棘下肌。棘下肌的功能是「肩關節外轉」，即上臂向外側扭轉。這項訓練只做肩關節外轉的動作，所以上臂不要離開身體側面。用小重量操作。

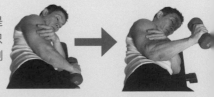

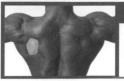
啞鈴外轉2

棘下肌	自重	自由 重量	機械 訓練	POF M	POF S	POF C

STRETCH

上臂向左右張開，前臂朝下握住啞鈴

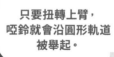

啞鈴停在前臂下垂的位置就可以了。

肩膀位置不動

手肘位置不變，扭轉上臂舉起啞鈴

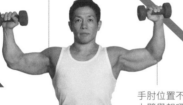

只要扭轉上臂，啞鈴就會沿圓形軌道被舉起。

UP

重點在這裡！

用上臂的扭轉來轉動啞鈴

因為肩關節活動的自由度高，所以在訓練時，各種角度的扭轉很重要。相對於上頁，這頁改變了上臂與身體的角度，腋下變成張開。與上頁相同，不改變上臂的位置，只做上臂扭轉的動作。用小重量操作。

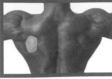

TARGET

NO.085

啞鈴外轉3

棘下肌	自重	**自由重量**	機械訓練	POF M	**POF S**	POF C

STRETCH

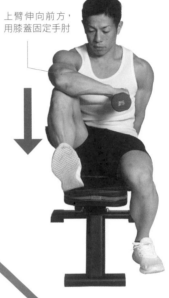

上臂伸向前方，用膝蓋固定手肘

固定手肘，準備扭轉上臂

肩膀位置不移動

手肘位置不變，扭轉上臂舉起啞鈴

只要扭轉上臂，啞鈴就會沿圓形軌道被舉起。

UP

重點在這裡！

訓練棘下肌形成「鬼之眼」

在這一頁，上臂與身體的角度又跟上頁不同，手臂是向前伸出。同樣地，不改變上臂的位置，只做上臂扭轉的動作。鍛鍊棘下肌，背上就會出現鬼之眼，使背部凹凸分明，令人震撼。

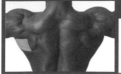

NO.086

頸後滑輪下拉

大圓肌・小圓肌	自重	自由重量	機械訓練	POF M	POF S	POF C

STRETCH

使用滑輪下拉訓練機，雙手的位置距離肩膀約3個手掌寬。

頭部往前伸，手肘來到身體側面；用這樣的角度將拉桿下拉到頸後

放回拉桿，讓腋下確實伸展

腋下合起來

穩住上半身，背部不要向後倒

腋下合起來的動作能刺激大圓肌。

CONTRACT

重點在這裡！

集中刺激大圓肌

這個動作跟一般滑輪下拉的差異在於，拉桿是下拉到頭部後方，上半身不會向後倒，這樣的方式可減少背闊肌的參與。大圓肌的作用是將上臂（腋下）合起來，即肩關節內收；做這個動作時，要有意識地將肩關節盡可能內收，打造倒三角的頂點。

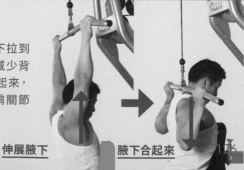

伸展腋下　　　腋下合起來

126

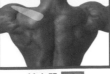

TARGET

NO.087

肩胛面局部側舉

棘上肌 深層

自重	自由重量	機械訓練	POF M	POF S	POF C

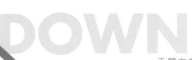

DOWN

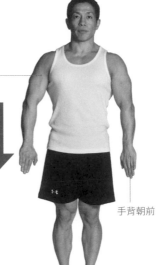

手臂向前方張開
30°至40°

手臂先往內側扭轉。

手背朝前

手臂約舉起45°

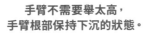

手臂維持張開

UP

**手臂不需要舉太高，
手臂根部保持下沉的狀態。**

重點在這裡！

了解棘上肌的功能

棘上肌是肩胛骨延伸至肱骨的肌肉，手臂在張開
30°至40°時與肌肉走向一致。棘上肌是在初始動
作發揮力量，之後就是三角肌與斜方肌在運作，對
棘上肌的效果降低，所以初始動作要好好做。

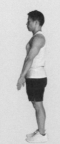 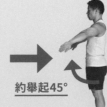

約舉起45°

TARGET

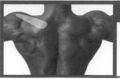

NO.088

啞鈴肩胛面局部側舉

棘上肌 深層	自重	自由重量	機械訓練	POF M	POF S	POF C

DOWN

手臂向前方張開30°至40°

手背朝前握住啞鈴

手臂維持張開

手臂約舉起45°

啞鈴重量不要超過5公斤。

手臂不需要舉太高，手臂根部保持下沉的狀態。

UP

重點在這裡！

肩部功能的提高

比起塑身，棘上肌對提高肩膀功能扮演更重要的角色。肩膀功能不佳的人，做其他訓練時若使用到肩關節，會比較容易受傷。這個動作也能有效加強肩膀、胸部及背部的訓練。

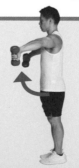

約舉起45°

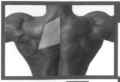

TARGET

NO.089

曲體聳肩（寶特瓶）

菱形肌 深層	自重	自由重量	機械訓練	POF M	POF S	POF C

DOWN

身體稍微前傾，
肩胛骨外展

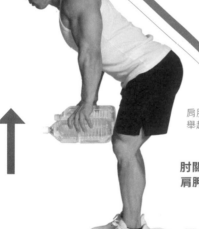

肩胛骨內收，
舉起寶特瓶

肘關節與肩關節不動，
肩胛骨邊抬高邊內收。

與寬握曲體划船不同，
前傾幅度不要太大。

CONTRACT

重點在這裡！

了解菱形肌的功能

菱形肌是從肩胛骨延伸到脊椎的肌肉，功能是肩胛骨的內收與上提，肌纖維是往斜上方分布；沿著這個方向內收上提肩胛骨的訓練，能有效練到菱形肌。這個原則適用於划船到聳肩。

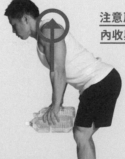

注意肩胛骨的
內收與上提！

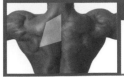

TARGET

NO.090

槓鈴曲體聳肩

菱形肌 深層	自重	自由重量	機械訓練	POF M	POF S	POF C

DOWN ↓

身體稍微前傾，肩胛骨外展

與寬握曲體划船不同，前傾幅度不要太大。

↑

肩胛骨內收，垂直舉起槓鈴

拉槓鈴時，肩胛骨內收上提。

UP

重點在這裡！

做聳肩動作時稍微前傾

菱形肌的肌纖維是依上斜方肌與中斜方肌之間的角度分布。所以可想而知，聳肩時「肩胛骨上提」的動作若是斜向（而非往正上方）進行，就能刺激菱形肌。當然，斜方肌也會參與，所以不是只有菱形肌在動。

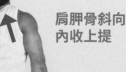

肩胛骨斜向內收上提

130

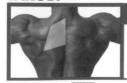

TARGET

NO.091

菱形肌坐姿划船

菱形肌 深層	自重	自由重量	機械訓練	POF M	POF S	POF C

RETURN

就像要拿遠處的物品般，
拱起背，手盡可能伸出去，
使肩胛骨外展。

拱背，使肩胛骨外展

胸部貼在墊子上

拉機器時胸部挺起、肩胛骨內收

握住縱向的把手

背部後仰，胸部離開墊子

刻意使上半身後仰，
這樣的角度
能有效練到菱形肌。

CONTRACT

重點在這裡！

坐姿划船的特性

做一般的坐姿划船時，上半身是保持筆直；但這個項目是上半身後仰，以配合菱形肌的角度。不過，許多人用這樣的姿勢是為了訓練中斜方肌，但其實，這樣練到的會是菱形肌與上斜方肌。

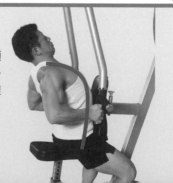

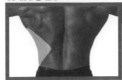

NO.092

引體向上

背闊肌・縱向	自重	自由重量	機械訓練	POF M	POF S	**POF C**

※依肌力、做法與意識來分類，屬於POF・M。

DOWN

反手握住拉桿，雙手距離與肩同寬

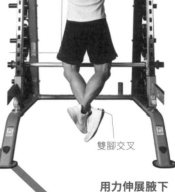

用力伸展腋下

將身體往上拉，使胸部貼近拉桿

腋下合起來
背部、
骨盆以下後仰

雙腳交叉

用力伸展腋下
能提高伸展角度刺激。

上拉身體時維持腰部靠近手肘的姿勢，能夠刺激背闊肌。

CONTRACT

重點在這裡！

了解背闊肌的肌纖維

背闊肌的止點在肱骨，從肱骨向腰方向延伸的是縱向肌纖維，向脊椎方向延伸的是橫向肌纖維，這兩部分應該分開鍛鍊。手肘靠近骨盆的動作會讓縱向肌纖維發揮強力作用；因此，最好一邊放低肩膀和手肘，一邊使骨盆以下後仰，盡可能地收縮縱向肌纖維。

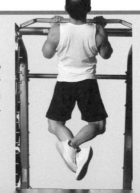

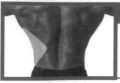

NO.093

滑輪下拉（窄握）

背闊肌・縱向	自重	自由重量	機械訓練	POF M	POF S	POF C

STRETCH

選擇窄握距的三角划船拉桿（沒有的話，就用一般的拉桿，反手握住，握距與肩同寬）

**用力伸展腋下
能提高伸展刺激。**

用力伸展腋下

滑輪拉到胸口附近

肩膀放低

腋下合起來

挺胸，背部後仰

**挺胸、肩膀（肩胛骨）放低，
使背闊肌達到最大收縮。**

手肘向腰部方向拉

CONTRACT

重點在這裡！

重點是肩膀要放低

這個動作的重點是要放低肩膀（肩胛骨下壓）。讓肱骨與肩胛骨靠近骨盆是背闊肌的作用；如果聳肩，會拉開兩方的距離。此時應集中意識在縱向背闊肌，而非肩胛骨的內收。

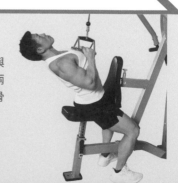

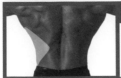
NO.094

滑輪划船

背闊肌・縱向	自重	自由重量	機械訓練	POF M	POF S	POF C

STRETCH

選擇窄握距的三角划船拉桿

腰部不要彎曲，只拱起上背，使肩胛骨外展

用腳穩住下半身

肩膀盡量往前。

拱背、肩胛骨不內收，將滑輪拉向腹部

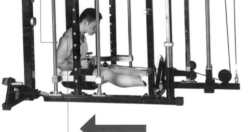

肩膀（肩胛骨）持續放低

重點是肩胛骨不要內收。

PULL

重點在這裡！

用上臂的動作拉滑輪

相對於目標部位是中斜方肌的滑輪划船（P118），這個動作不需要挺胸與內收肩胛骨。因為這個動作以上臂的動作為優先，抑制斜方肌的收縮。在收縮角度也是駝背的狀態。重點是腰部不要彎曲（提高腹壓），只拱起上背，持續用力放低肩膀。

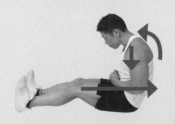

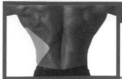

TARGET

NO.095

負重引體向上

| 背闊肌・縱向 | 自重 | 自由重量 | 機械訓練 | POF M | POF S | POF C |

STRETCH

用力伸展腋下
能提高伸展角度刺激。

將槓片裝上
訓練腰帶

反手握住拉桿，雙
手距離與肩同寬

用力伸展
腋下

正握的話，
要刻意不讓身
體後仰，筆直地將
身體拉到正上方

雙腳交叉

腋下合
起來

正握的話，雙手間距
比肩膀寬約2至3
隻手的幅度

將身體往上拉，使
胸部貼近拉桿

背部、骨盆後仰

UP

上拉身體時維持腰部
靠近手肘的姿勢，能
夠刺激背闊肌。

重點在這裡！

背闊肌的困難項目

練斜方肌的動作也能鍛鍊橫向背闊肌，所以引體向
上、滑輪下拉最好以縱向的動作為優先。其中，負重
引體向上的難度相當高，但也是大重量的重要訓練。
從自重開始慢慢練，你一定能做到！

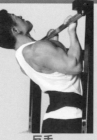

反手

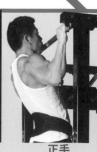

正手

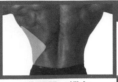
寬握引體向上

背闊肌・縱向	自重	自由重量	機械訓練	POF M	POF S	POF C

STRETCH

正手握住拉桿，雙手
間距比肩膀寬約2至
3隻手的幅度

**用力伸展腋下
能提高伸展刺激。**

用力伸展
腋下

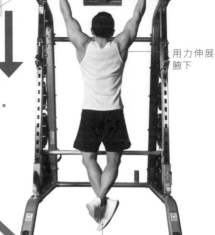

將身體往上拉，使
臉部貼近拉桿

雙腳交叉

**背部盡量不後仰，
能有效練到縱向背闊肌。**

CONTRACT

重點在這裡！

了解引體向上與滑輪下拉的特性

引體向上與滑輪下拉的基本動作相同，但特性稍有差異。引體向
上的優點是腰部能自由活動，可藉由臀部後仰讓骨盆接近肩胛
骨與肱骨，收縮縱向的背闊肌。滑輪下拉可調整重量、容易操作
且姿勢穩定，但因使用機械，負向動作的刺激較少。

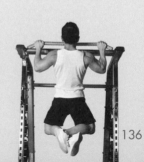

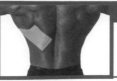

TARGET

NO.097

寬握滑輪下拉

背闊肌・橫向

| 自重 | 自由重量 | 機械訓練 | POF M | POF S | POF C |

RETURN

正手握住拉桿，雙手間距比肩膀寬約2至3隻手的幅度

用力伸展腋下

將拉桿拉到胸前

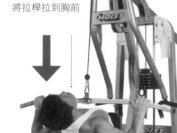

背部後仰、挺胸

用力伸展腋下
能提高伸展角度刺激。

背部後仰、胸部
盡可能挺起，
能刺激橫向背闊肌。

CONTRACT

重點在這裡！

滑輪下拉的後傾姿勢

這個動作的特色是背部後仰。寬握距的滑輪下拉與引體向上，都是背部愈後仰，愈能練到橫向背闊肌；不後仰的話，練到的就是縱向背闊肌；若介於兩者之間，就是刺激整體背闊肌的標準方法。

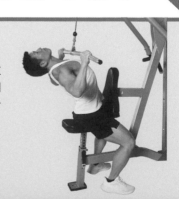

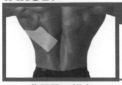

寬握負重引體向上

背闊肌・橫向	自重	自由重量	機械訓練	POF M	POF S	POF C

STRETCH

正手握住拉桿，雙手間距比肩膀寬約2至3隻手的幅度

用力伸展腋下

將槓片裝上訓練腰帶

雙腳交叉

**用力伸展腋下
能提高伸展角度刺激。**

將身體往上拉，使胸部貼近拉桿

上臂來到身體側面

背部後仰、挺胸

**背部後仰、胸部
盡可能挺起，
能刺激橫向背闊肌。**

UP

重點在這裡！

背部後仰、挺胸，鎖定橫向背闊肌

手肘往身體斜後方拉，可收縮橫向背闊肌——也就是這個訓練中將身體往拉桿斜前方拉的動作。做引體向上時要做到這個動作，重點在於背部要大幅後仰，胸部高高挺起。

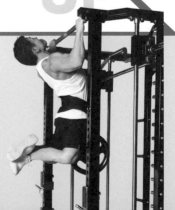

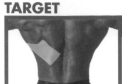

TARGET

NO.099

寬握引體向上

背闊肌・橫向

自重	自由重量	機械訓練	POF M	POF S	POF C

STRETCH

用力伸展腋下能提高伸展刺激。

正手握住拉桿，雙手間距比肩膀寬約2至3隻手的幅度

用力伸展腋下

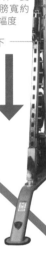

雙腳交叉

將身體往上拉，使臉部貼近拉桿

上臂來到身體側面

背部後仰、挺胸

背部後仰、胸部盡可能挺起，能刺激橫向背闊肌。

CONTRACT

重點在這裡！

引體向上成為收縮項目的理由

將引體向上列入收縮角度訓練，是因為骨盆會用前傾的方式接近肱骨，滑輪下拉就很難做到這一點。引體向上也可列入伸展角度訓練，因為負向動作可以從頭到尾確實完成；而做滑輪下拉時，負向動作會因為摩擦而使負重降低。

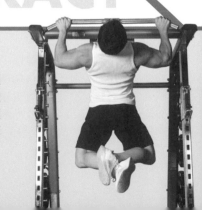

腹

堅硬的腹肌

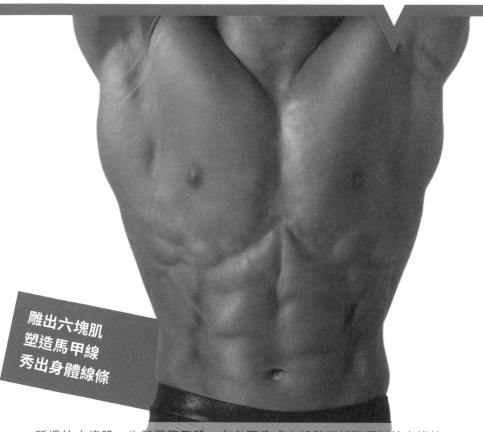

雕出六塊肌
塑造馬甲線
秀出身體線條

所謂的六塊肌，也就是腹直肌，有必要分成上部與下部兩種訓練來鍛鍊。鍛鍊六塊肌的同時，也要練左右兩側的腹斜肌群，這些肌群就像化妝一樣，可以打亮六塊肌。另外還要強化腹橫肌，縮小腰圍。鍛鍊過倒三角的兩個頂點——肩膀之後，精鍊的腰就是最後一個點了。再加上連接倒三角形的背部肌肉，整體鍛鍊好之後，這些部位也會各自升級。讓我們來打造存在感強烈的中間地帶吧！

TARGET

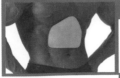

腹直肌・上至中部

NO.102

捲腹

自重	自由重量	機械訓練	POF M	POF S	POF C

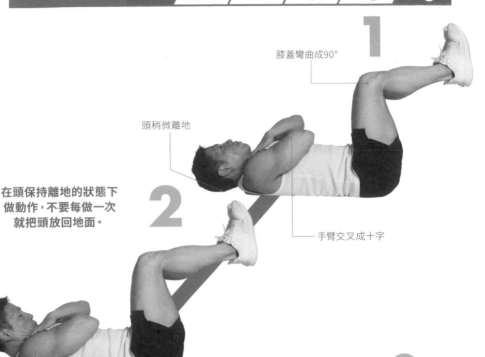

膝蓋彎曲成90°

頭稍微離地

1

在頭保持離地的狀態下做動作，不要每做一次就把頭放回地面。

2

手臂交叉成十字

捲起時嘬嘴用力吐氣，最好一口氣吐到底。

3

肩膀靠近身體內側

不是抬起上半身，而是蜷曲背部，讓頭靠近骨盆。

收縮位置維持姿勢1至2秒

蜷曲背部，頭也一起向內捲

肩膀靠近身體內側、放低

下頁繼續！

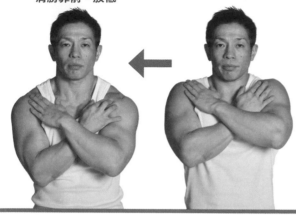

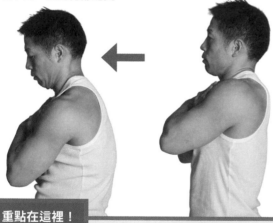

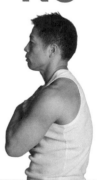

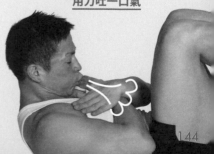

捲腹

正面

上半身縮起來，以達到最大收縮。

肩膀靠前、放低

POINT

肩膀靠前、放低

為使腹直肌、腹斜肌群達到最大收縮，手要在前方交叉，肩膀則靠前放低，最好再收下巴。維持這個姿勢。

側面

收下巴，頭到背部蜷曲

NG

重點在這裡！

最大限度地發揮腹直肌功能

腹直肌上部至中部的功能並非「抬起身體」，而是「蜷曲身體」。做所有的腹直肌訓練，都要有意識地縮短肋骨和骨盆間的距離。另外，最好噘起嘴，「呼」地一聲用力吐氣。因為除了蜷曲身體外，腹直肌也是掌管吐氣的肌肉。

用力吐一口氣

TARGET

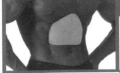

NO.103

捲腹（前伸）

腹直肌‧上至中部	自重	自由重量	機械訓練	POF M	POF S	POF C
P107的前鋸肌						

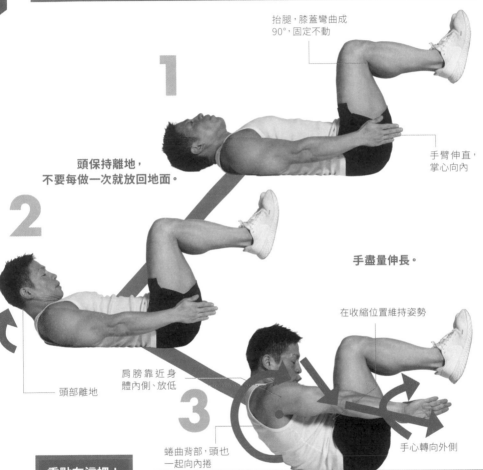

1

抬腿，膝蓋彎曲成90°，固定不動

手臂伸直，掌心向內

頭保持離地，不要每做一次就放回地面。

2

手盡量伸長。

在收縮位置維持姿勢

肩膀靠近身體內側、放低

頭部離地

3

蜷曲背部，頭也一起向內捲

手心轉向外側

重點在這裡！

收縮整個腹部上部

一般來說，做捲腹時如果伸直手臂，做起來會比較輕鬆。但如果邊用力扭轉手臂邊伸手，藉此打開肩胛骨，那麼，不只腹直肌，連胸大肌下部和前鋸肌也會收縮，訓練效果更好。如果鍛鍊胸大肌下部和前鋸肌，腹肌上部就會粒粒分明。

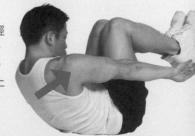

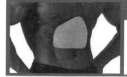

NO.106

負重捲腹

腹直肌・上至中部

自重	自由重量	機械訓練	POF M	POF S	POF C

※依肌力、做法與意識來分類，屬於POF・C。

DOWN

頭部離地，用手與胸夾住槓片

不是抬起上半身，
而是蜷曲背部，
讓頭靠近骨盆

肩膀靠近身體內側

抬腿，膝蓋彎曲成90°，固定不動

**設定槓片的重量
在不破壞姿勢的範圍。**

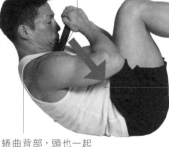

肩膀內收、放低

在收縮位置
停留1至2秒

蜷曲背部，頭也一起
向內捲

**捲起時噘嘴用力吐氣，
最好一口氣吐到底。**

UP

重點在這裡！

不要一味追求重量

這個動作加入槓片，進一步提高負重。但過於追求
重量會破壞姿勢，上半身抬起時，槓片會像鐘擺一
樣搖晃。所以，提高重量要以不破壞姿勢為條件。

姿勢比重量優先！

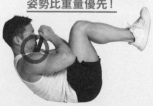

**每次大約增加1.25
公斤，慎重增加重量**

148

TARGET

NO.107

負重仰臥起坐

腹直肌・上至中部 P150的腹直肌・下部	自重	自由 重量	機械 訓練	POF M	POF S	POF C

膝蓋愈彎曲，愈難抬起上半身。
請減緩膝蓋彎曲的幅度，直到上
半身能勉力抬起來。

頭部離地，用手
與胸夾住槓片

把腳放在上半身能
勉力抬起的位置

1

2

肩膀靠近身體內側

頭保持離地，
不要每做一次就放回地面。

抬起時噘嘴用力吐氣，
最好一口氣吐到底。

3

蜷曲背部，頭也一起
向內捲

上半身不要完全抬起，以
維持腹直肌出力的狀態。
稍微停留，收縮腹直肌。

肩膀內收、放低

進一步抬起上半身

在收縮位置停留
1至2秒

重點在這裡！

腳部位置的差異

本書介紹的腹肌動作，各有不同的腳部位置與收縮
位置。仰臥起坐組合了捲腹與鍛鍊腹直肌下部的要
素，如果你想做全面概括性的訓練，請選擇仰臥起
坐；若想鍛鍊細部肌肉，請選擇捲腹與反向捲腹。

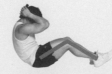

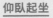

仰臥起坐　　　　　捲腹

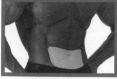
DOWN

捲起身體，
盡可能使膝蓋
靠近肩膀。

「呼」一聲用力吐氣，
在最後的最大收縮位置
停留1至2秒

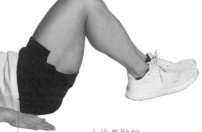

上半身貼地，
下半身離地

腳保持離地，
不要每做一次就放回地面。

蜷曲背部，臀部也一
起向內捲

CONTRACT

重點在這裡！

腿不要伸直

做反向捲腹時，許多人會把腿伸直。但我不推薦這種姿
勢，因為做起來太輕鬆了。大幅彎曲膝蓋，慢慢朝身體
抬起臀部，是比較有效的做法。不是「用力抬起臀部」，
而是「盡可能捲起臀部，使它離地」。

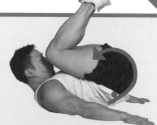

把臀部抬起靠近身體，
最後的停頓非常重要！

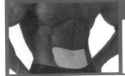

TARGET

NO.109

懸吊左右提腿

腹直肌・下部	自重	自由重量	**機械訓練**	POF M	POF S	**POF C**

DOWN

為避免依靠反作用力抬腿，
身體要穩住不動

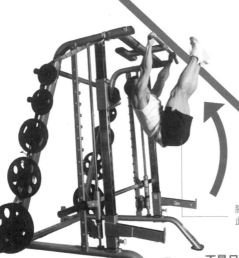

懸吊在拉桿上，
身體不要搖晃

腳盡可能抬高，藉
此確實抬起臀部

CONTRACT

不是只抬腿而已，
重點是要把臀部捲上來。

重點在這裡！

移動軀幹，而非髖關節

這個動作的重力方向和直立時相同，收縮的負荷比一般的
提腿更高。不過，如果動作太小，就會只練到負責彎曲髖關
節的股直肌。最好先把腿抬到水平位置，再捲起臀部。

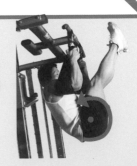

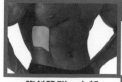
NO.110

扭轉捲腹

腹斜肌群・上部

自重	自由重量	機械訓練	POF M	POF S	POF C

DOWN

手臂交叉成十字

肩膀靠近身體內側、放低

上半身不要完全抬起。把腳放在可勉力起得來的位置

在收縮位置停留1至2秒

背部斜向蜷曲

「呼」一聲用力吐氣

肩膀向另一邊的骨盆靠近。

CONTRACT

重點在這裡！

了解腹斜肌群的結構

腹斜肌的肌纖維是朝身體斜向分布，與筆直走向的腹直肌不同。雖然兩者都有「軀幹屈曲」（蜷曲背部）的功能，但腹斜肌群還負責「軀幹的轉動」。所以，鍛鍊腹斜肌時要做肩膀斜向移動的捲腹。

雙腳觸地可提高穩定性，但重點要放在上半身不會完全抬起的位置！

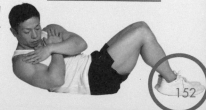

152

TARGET

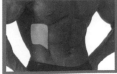

NO.111

扭轉捲腹（前伸）

腹斜肌群・上部	自重	自由 重量	機械 訓練	POF M	POF S	POF C
P107 前鋸肌						

DOWN

一隻手臂伸直，
拇指朝上

上半身不要完全抬起。
把腳放在可勉力起得來
的位置

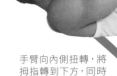

手臂向內側扭轉，將
拇指轉到下方，同時
用力伸向斜前方

背部斜向蜷曲

「呼」一聲用力吐氣

在收縮位置停留
1至2秒

CONTRACT

手盡量伸長，
像是要拿遠處的東西

重點在這裡！

使腹斜肌群達到最大收縮

這個動作的目標是使腹斜肌群達到最大收縮。邊
扭轉手臂，邊將手臂向斜前方用力伸出去，就像要
拿斜前方遠處的東西。做這個動作時，前鋸肌、胸
大肌下部與外側也會強烈收縮，所以也可當做側腹
上部的綜合訓練。

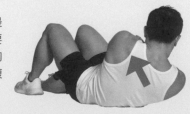

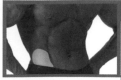

NO.112

仰臥腿轉體

腹斜肌群・下部

| 自重 | 自由
重量 | 機械
訓練 | POF
M | **POF
S** | POF
C |

UP

髖關節彎曲成直角，
腿伸直

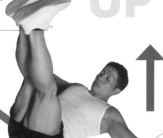

手臂張開，保持平衡

TWIST   TWIST

扭轉腰部，把腿
轉到另一側

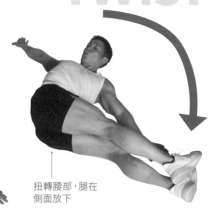

**腿放下時，
最好噘起嘴用力吐氣。**

扭轉腰部，腿在
側面放下

重點在這裡！

頭部向腿的反方向扭轉

為了使腹斜肌群的活動更活躍，最好噘起嘴，「呼」
一聲用力吐氣。臉部朝向腿的相反方向，會比較容
易扭轉軀幹。膝蓋也可以彎曲，但伸得愈直力矩愈
大、刺激愈強。

腳不著地

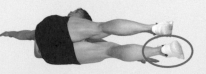

TARGET

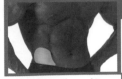

NO.113

站姿扭轉

腹斜肌群・下部

自重	自由重量	機械訓練	POF M	**POF S**	POF C

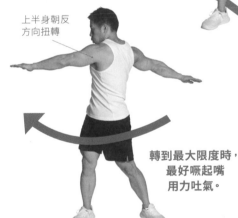

手臂向身體側面張開

站距比肩膀寬約
2至3隻腳

上半身朝反
方向扭轉

扭轉上半身

轉到最大限度時，
最好噘起嘴
用力吐氣。

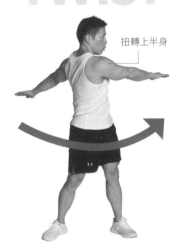

重點在這裡！

下半身盡量不動

做這個動作時全身都會扭轉，但目的是要扭轉
上半身，所以腰部以下最好保持某種程度的固
定。雙腳站距以能固定下半身為原則，腳跟不
要離開地板。

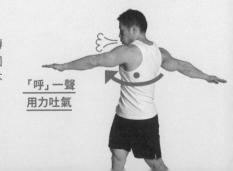

「呼」一聲
用力吐氣

NO.114

真空吸腹

腹橫肌 深層	自重	自由重量	機械訓練	POF M	POF S	POF C

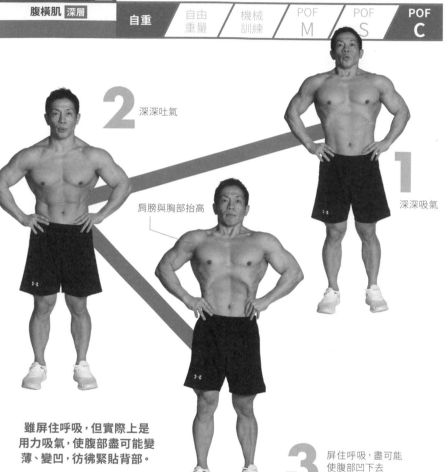

2 深深吐氣

1 深深吸氣

肩膀與胸部抬高

3 屏住呼吸，盡可能使腹部凹下去

雖屏住呼吸，但實際上是用力吸氣，使腹部盡可能變薄、變凹，彷彿緊貼背部。

重點在這裡！

體會運用腹橫肌的感覺

腹橫肌位於腹肌深層，有提高腹壓的功能。平常呼吸之間，也會在吐氣時收縮，而真空吸腹就是將腹橫肌使用到極限。屏住呼吸讓腹部凹陷，同時最好也想像一下吸氣時用力的方法。

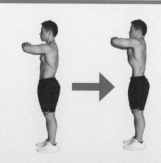

TARGET

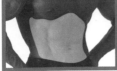

NO.115

縮小腹呼吸法

腹橫肌 深層	自重	自由重量	機械訓練	POF M	POF	POF C

2

深深吐氣

1

深深吸氣

手臂放鬆下垂 —————

肩膀、胸部都維持不動

3

讓腹部凹下去，持續淺呼吸

胸部不動，只讓腹部往下凹。

重點在這裡！

與真空吸腹的差異

真空吸腹是抬高胸部與肩膀，盡可能使腹部凹陷；縮小腹呼吸法則不改變胸部與肩膀的位置，集中刺激腹橫肌。腹橫肌位於軀幹深層，很難被意識到，用這種自然的姿勢反而能夠控制。因為需要訓練，日常生活中可能不會使用這種呼吸法。

肩膀與胸部不動

目標部位

胸鎖乳突肌→P159
豎脊肌群・頸椎部→P163
上斜方肌→P165

頸~肩

頸肩之間的宏偉山峰

鍛鍊頸部周圍，
倒三角形的身體
將進化成鑽石

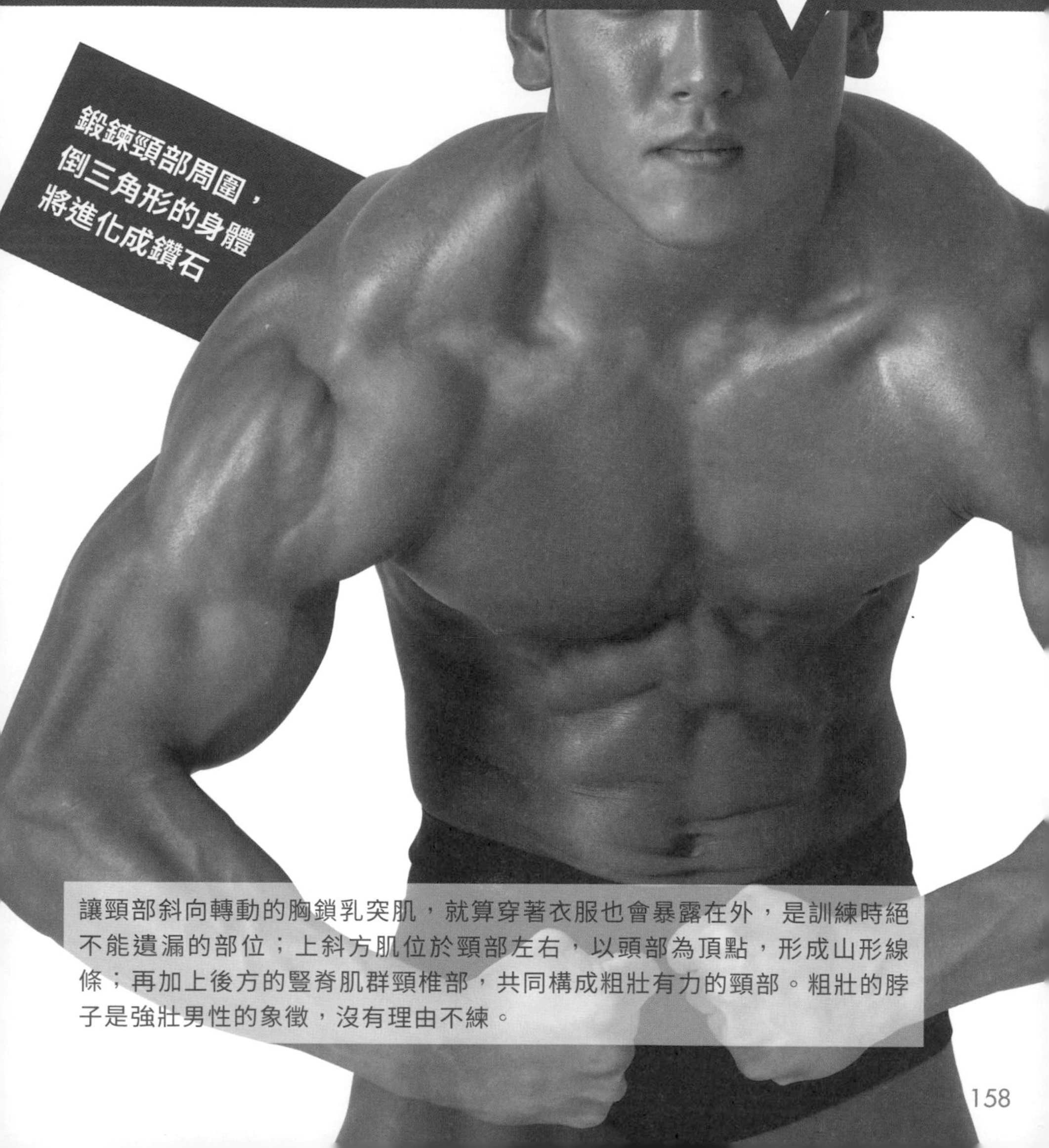

讓頸部斜向轉動的胸鎖乳突肌，就算穿著衣服也會暴露在外，是訓練時絕不能遺漏的部位；上斜方肌位於頸部左右，以頭部為頂點，形成山形線條；再加上後方的豎脊肌群頸椎部，共同構成粗壯有力的頸部。粗壯的脖子是強壯男性的象徵，沒有理由不練。

TARGET

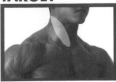

NO.116

頸部前屈

胸鎖乳突肌

自重	自由重量	機械訓練	POF M	POF S	POF C

DOWN

採取仰臥姿勢，頭部著地

雙手放在額頭上

彎曲頸部，抬頭

雙手用力將額頭往下壓

想看見膝蓋的姿勢。

UP

重點在這裡！

了解胸鎖乳突肌的結構

胸鎖乳突肌是位於頸部前方的大肌肉，左右各一塊，從頭骨延伸到鎖骨與胸骨。主要功能之一是使頸部向前彎曲。所以，要鍛鍊胸鎖乳突肌，只要肩膀以下固定，做彎曲頸部的動作就可以了。

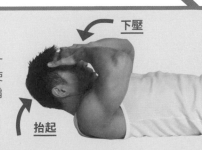

下壓

抬起

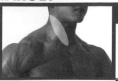

NO.117

頸部側屈

胸鎖乳突肌	自重	自由 重量	機械 訓練	POF M	POF S	POF C

DOWN

採取仰臥姿勢,頭部
著地,頭朝向側面

臉持續朝向側面,
彎曲頸部,抬起頭

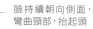

使勁做的話可能會受傷,
要小心。

UP

重點在這裡!

「彎曲」之外加上「扭轉」

胸鎖乳突肌不但可使頸部前屈,還能扭轉頸部,這個
訓練就是同時做這兩種動作。一般的頸部前屈會啟
動左右兩側的胸鎖乳突肌,但這個訓練只會啟動單
側,負荷也加倍。

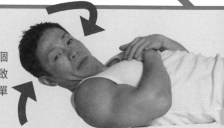

彎曲+扭轉的動作可達到最大收縮角度

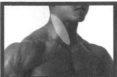

TARGET

NO.118

仰臥負重頸部前屈

胸鎖乳突肌	自重	自由重量	機械訓練	POF M	POF S	POF C

1

槓片放在額頭上，頭下垂到後方

仰躺在重訓椅上，頭部懸空

2

起始姿勢：將下巴拉近身體

為避免受傷，不要用勉強的角度進行。

彎曲頸部，抬起頭

3

維持姿勢，頭盡量抬高

重點在這裡！

慢慢做，不要依靠反作用力

有些人會覺得一般的頸部前屈負荷太小，似乎不夠，我就會推薦這個動作給他們。不過，因為有受傷風險，最好採用小重量，且不要依靠反作用力。頭部抬高時，要慢慢做才安全。槓片和頭之間夾一條毛巾會比較穩固。

槓片和頭之間夾一條毛巾

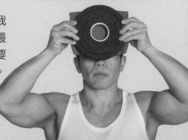

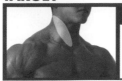

NO.119

負重頸部側屈

胸鎖乳突肌	自重	自由 重量	機械 訓練	POF M	POF S	POF C

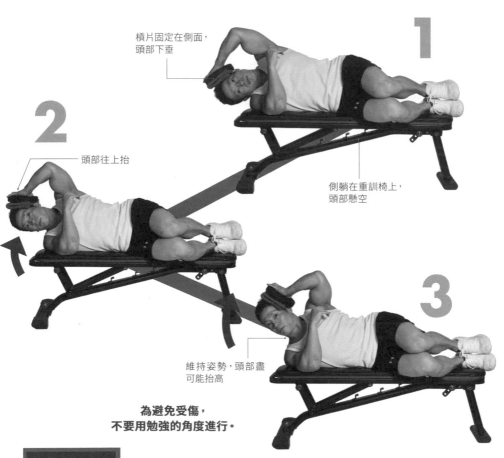

1

槓片固定在側面，
頭部下垂

側躺在重訓椅上，
頭部懸空

2

頭部往上抬

3

維持姿勢，頭部盡
可能抬高

**為避免受傷，
不要用勉強的角度進行。**

重點在這裡！

不要用勉強的角度進行

這個動作在胸鎖乳突肌的單側加重鍛鍊。加槓片做
頸部側屈有非常高的受傷風險，所以我們朝向側面
進行。為了安全，做動作時請仔細小心，不要用會
產生不協調感的角度和重量，不要太用力，也不要
用反作用力甩。

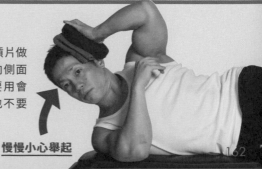

慢慢小心舉起

162

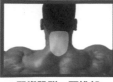

TARGET

NO.120

頸部伸展

豎脊肌群・頸椎部	**自重**	自由重量	機械訓練	POF M	POF S	**POF C**

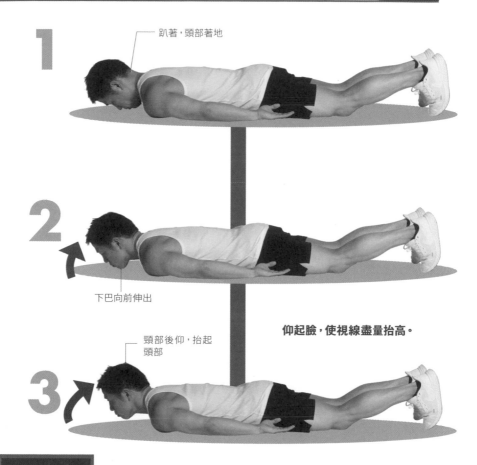

1 ──趴著，頭部著地

2

下巴向前伸出

3 ──頸部後仰，抬起頭部

仰起臉，使視線盡量抬高。

重點在這裡！

鍛鍊豎脊肌上部

豎脊肌是沿著脊椎直向分布、形狀狹長的肌肉。這個訓練的目標部位是豎脊肌上部，鍛鍊頸椎部位，可以讓頸後變得粗壯。這樣的訓練當然有塑身效果，但也有重要的功能性，所以運動選手都會練。

②頸部後仰

最大收縮

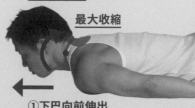

①下巴向前伸出

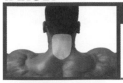

TARGET

NO.121

俯臥負重頸部伸展

豎脊肌群・頸椎部

| 自重 | 自由 重量 | 機械 訓練 | POF M | POF S | POF C |

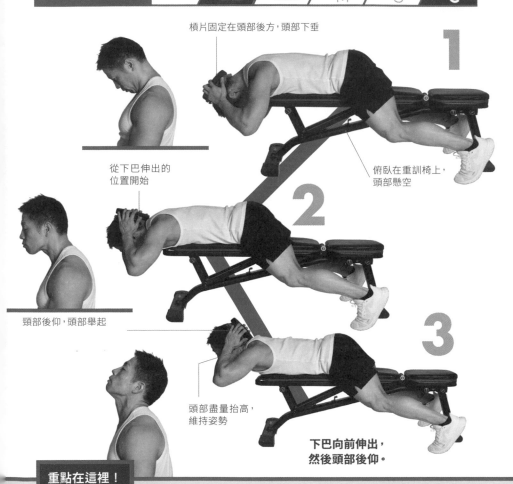

1

槓片固定在頭部後方，頭部下垂

俯臥在重訓椅上，頭部懸空

從下巴伸出的位置開始

2

頸部後仰，頭部舉起

3

頭部盡量抬高，維持姿勢

下巴向前伸出，然後頭部後仰。

重點在這裡！

了解豎脊肌的結構

豎脊肌是從頭蓋骨沿著脊椎延伸到骨盆的長型肌肉，位於斜方肌與背闊肌深層，並不顯眼；但如果要追求整個背面的厚度，豎脊肌的鍛鍊是不可或缺的。因為是多關節肌，訓練時要做的動作不是「折彎」，而是「像揮鞭般鬆軟、有彈性地彎曲」。

像揮鞭般鬆軟、有彈性地彎曲

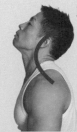

164

TARGET

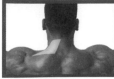

上斜方肌

NO.122

過頭聳肩

自重	自由重量	機械訓練	POF	POF	**POF C**

手持寶特瓶，舉起雙臂

DOWN

手臂打直，盡可能向上推

重點是舉起時肩膀要有意識地內收，向上聳起。

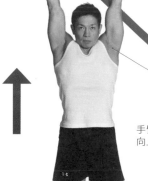

CONTRACT

重點在這裡！

收縮角度與手臂重量

上斜方肌強而有力，若用一般的聳肩、自重或寶特瓶來鍛鍊，負重都嫌低。所以，這個動作在一開始就舉起手臂，讓肌肉處於收縮角度，用寶特瓶加手臂的重量來提高負重。

舉起時肩膀內收！

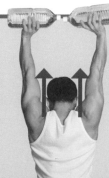

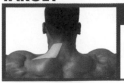

TARGET

NO.123

啞鈴聳肩

上斜方肌	自重	自由 重量	機械 訓練	POF M	POF S	POF C

STRETCH

頸部稍微向前彎曲

在身體前方握住啞鈴，手背朝前

**大幅移動，
使上斜方肌
有伸展的感覺。**

頸部稍微
向後彎曲

肩膀內收，抬
起啞鈴。手背
朝向外側

手臂保持伸直

**抬起啞鈴，
用肩膀與頭部
用力擠壓上斜方肌**

CONTRACT

重點在這裡！

了解上斜方肌的結構

上斜方肌是從肩膀向斜上方延伸到頭部的肌肉，功能是「肩胛骨上舉」，即抬高肩胛骨，鍛鍊方式是肩膀內收抬高。另外，也藉由頸部向後彎曲，讓起點更接近止點，達到最大收縮效果。

**動作自由度高，肩
胛骨也前後大幅
移動，輕鬆地讓
可動區域最大化**

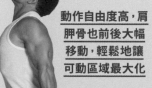

166

TARGET

NO.124

槓鈴聳肩

上斜方肌	自重	**自由重量**	機械訓練	**POF M**	POF S	POF C

DOWN

雙手握在手臂垂直的位置

頸部稍微往前彎曲

上半身站直，不要前傾。

肩膀內收，抬起槓鈴

頸部稍微往後彎曲

手臂保持伸直

抬起槓鈴，用肩膀與頭部用力擠壓上斜方肌。

UP

用肩膀與頭部用力擠壓上斜方肌！

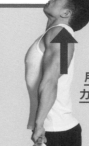

重點在這裡！

分區鍛鍊上斜方肌！？

上斜方肌也可以分成上側與下側來鍛鍊。聳肩時，身體站直就會練到上斜方肌的上側，身體稍微前傾就會練到下側。但過度前傾就成了划船，練到的是中斜方肌，所以只要稍微前傾就可以了。

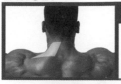
背後槓鈴聳肩

上斜方肌	自重	自由重量	機械訓練	POF M	POF S	**POF C**

DOWN

頸部稍微往前彎曲

雙手握在手臂垂直的位置，槓鈴握在身後（拇指向內）

頸部稍微往後彎曲

肩膀內收，抬起槓鈴

手臂保持伸直

槓鈴握在身後會使肩胛骨內收，比較容易達到最大收縮角度。

抬起槓鈴，用肩膀與頭部用力擠壓上斜方肌。

CONTRACT

重點在這裡！

上斜方肌達到最大收縮的動作

將槓鈴握在身後，是為了使上斜方肌達到最大收縮。上斜方肌有肩胛骨內收的功能，如果槓鈴握在前方，肩胛骨就無法完全內收，這樣就很難達到最大收縮角度。不過，因為重量會相應下降，從中間角度的訓練來看，我比較推薦一般的聳肩。

容易達到最大收縮角度！

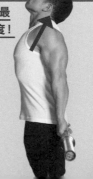

TARGET 03

下半身
的訓練

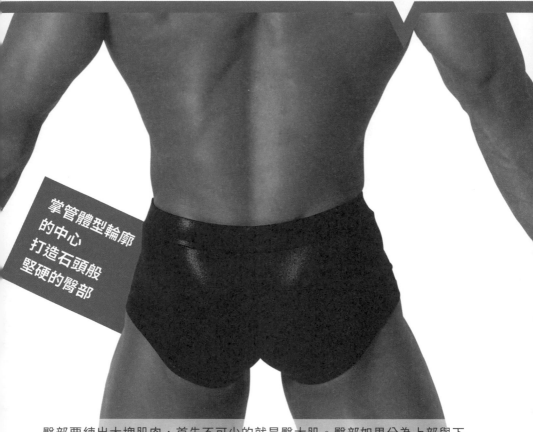

臀部

蝴蝶臀

掌管體型輪廓
的中心
打造石頭般
堅硬的臀部

臀部要練出大塊肌肉，首先不可少的就是臀大肌。臀部如果分為上部與下部來鍛鍊，會很有效果；上部包括負責抬臀的臀大肌上部與臀中肌，下部則是在大腿間刻畫臀圍線的臀大肌下部。這樣鍛鍊的話，就會產生雄壯、層次分明的蝴蝶臀。進一步鍛鍊深層的臀小肌與六條深層外轉肌，也會提高臀部肌肉的功能。人類是用雙腳步行的動物，臀部的角色非常重要，沒有理由不把它練得強壯又美麗。

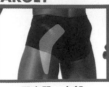

TARGET

NO.126

保加利亞深蹲

臀大肌・上部
P187的臀中肌

自重	自由重量	機械訓練	POF M	**POF S**	POF C

UP

即使在預備位置，
前腳的臀部也要用力，
要意識到收縮的感覺

一腳放在重訓椅上，
另一腳向前伸出

重點是臀部
往斜後方(而非正下方)下蹲。

前腳的腳尖朝
正前方

膝蓋不要向前伸出

上半身大幅前傾

臀部向斜後方下蹲

STRETCH

重點在這裡！

前腳的小腿固定不動

上半身大幅前傾

保加利亞深蹲鍛鍊的是臀大肌、臀中肌及股四頭肌，
訓練時會把一隻腳往前伸出。如果要鎖定臀大肌，就
要特別強力伸展前腳的臀部。腳到膝蓋保持固定，臀
部往斜後方(而非正下方)下蹲，上半身大幅前傾，就可
達到伸展前側臀部的目的。

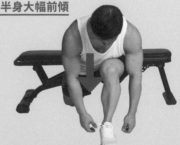

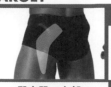

NO.127

後跨步

臀大肌・上部
P187的臀中肌

| 自重 | 自由重量 | 機械訓練 | POF M | POF S | POF C |

UP

↑

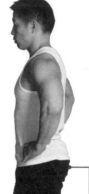

上半身大幅前傾

身體站直

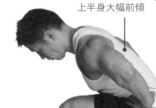

一隻腳向後方移動

↓

→

雙腳盡可能遠一點，
效果會比較好。

STRETCH

重點在這裡！

腳盡可能往後

這個動作是用伸展前側臀大肌的方式來訓練。許多人會把後腳放在身體近處的地上並彎曲膝蓋，但這就成了分腿蹲，是另一種訓練，刺激也不同。做後跨步時，雖然上半身像是快倒下去，但其實是大步後退拉腿，讓臀大肌盡量伸展；這個過程是有意義的。

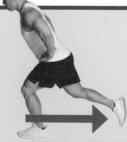

大步後退拉腿！

172

TARGET

NO.128

後踢（外轉、外展）

臀大肌・上部	自重	自由重量	機械訓練	POF M	POF S	**POF C**
P187的臀中肌						

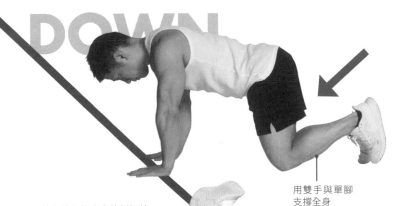

DOWN

用雙手與單腳支撐全身

抬起的腳腳尖向外側扭轉

背部和頸部不要塌掉

腿向外側張開，同時向後方伸展

上半身不動，只有髖關節動。

CONTRACT

重點在這裡！

腿張開、扭轉、伸展、舉起

做一般的後踢時，腿都是筆直向後方伸展舉起，這個動作則是在一般的伸展動作，再加上腿向外打開（外展）與腿向外扭轉（外轉）的動作，更強烈地刺激臀大肌上部與臀中肌。

一般的後踢

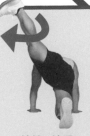

外轉、外展

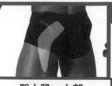
蛙腿抬臀

臀大肌・上部
P187的臀中肌

自重	自由重量	機械訓練	POF M	POF S	POF C

DOWN

彎曲膝蓋，腳跟著地

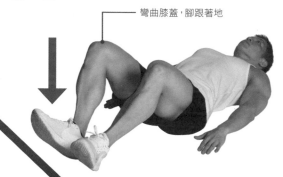

張開雙腿，同時抬高腰部

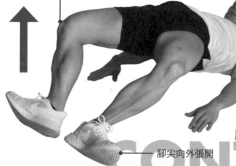

腳尖向外張開

抬高腰部，
膝蓋朝外側方向。

CONTRACT

重點在這裡！

蛙腿的意義

一般的抬臀都是腳掌放在地板上，腰部上下移動；但因臀大肌上部有「髖關節外展」（大腿向外張開）的功能，所以這個動作加入腿一邊向外扭轉一邊張開的動作。要有意識地確實把膝蓋打開。

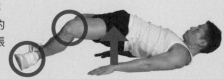

TARGET

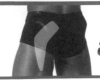

NO.130

啞鈴保加利亞深蹲

| 臀大肌・上部 P187的臀中肌 | 自重 | 自由重量 | 機械訓練 | POF M | POF S | POF C |

UP

上半身大幅前傾

即使在預備位置，前腳臀部也要用力。要意識到收縮的感覺。

雙手拿啞鈴，一腳放在重訓椅上，另一腳向前伸出

臀部向斜後方下蹲

膝蓋不要向前伸出

前腳的腳尖朝正前方

重點是臀部往斜後方（而非正下方）下蹲

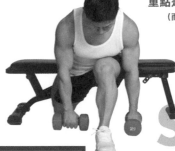

STRETCH

重點在這裡！

了解臀大肌上部的結構

臀大肌的主要動作是「髖關節伸展」（大腿向後擺動）與「髖關節外轉」（腿向外扭轉）。尤其臀大肌上部也有髖關節外展（向外張開）的功能，單腳站立時，髖關節會產生向內關閉的力量；所以，讓拮抗的外展力量自然運作，就可鍛鍊臀大肌上部。

用外展的力量固定不動

內收的力量讓骨盆傾斜

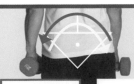

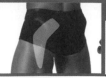

NO.131

槓鈴後跨步

臀大肌・上部
與P187的臀中肌

自重	自由重量	機械訓練	POF M	POF S	POF C

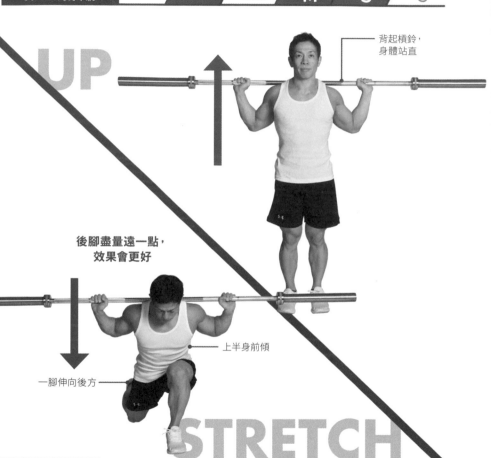

UP

背起槓鈴，
身體站直

後腳盡量遠一點，
效果會更好

上半身前傾

一腳伸向後方

STRETCH

重點在這裡！

背著槓鈴也不會破壞姿勢

後跨步是藉由腳盡量向後方移動，讓臀大肌達到
最大伸展。這個動作加上槓鈴，負重增加，而向左
右延伸的槓鈴也更能讓搖晃的身體保持平衡。

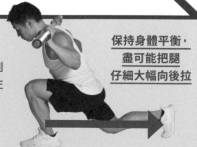

保持身體平衡，
盡可能把腿
仔細大幅向後拉

TARGET

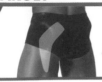

NO.132

臀推（蛙腿）

臀大肌・上部	自重	自由重量	機械訓練	POF M	POF S	POF C
P187的臀中肌						

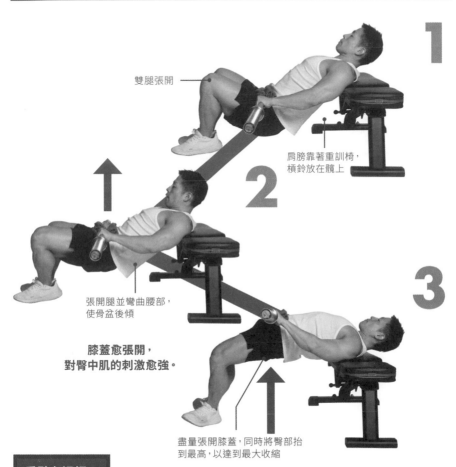

雙腿張開

1

肩膀靠著重訓椅，槓鈴放在髖上

2

張開腿並彎曲腰部，使骨盆後傾

膝蓋愈張開，對臀中肌的刺激愈強。

3

盡量張開膝蓋，同時將臀部抬到最高，以達到最大收縮

重點在這裡！

有意識地向外張開膝蓋

一般的臀推只有臀部上下移動，這個動作則加了腿向外張開的動作。雖然操作的重量降低，卻能提高對臀大肌上部與臀中肌的刺激。起始姿勢時腿只需要自然張開，但到達頂端時，最好能張開到最大。

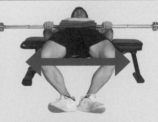

膝蓋張開到最大！

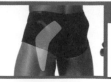
單腿腿推

臀大肌・上部	自重	自由重量	機械訓練	POF M	POF S	POF C
P187的臀中肌						

RETURN

一腳放在踏板上,放在跟使用雙腳時同樣的位置就可以了

腳放在踏板上側比較容易伸展。

腰、背固定在墊子上

用單腳推踏板

PRESS

重點在這裡!

單腳項目的意義

不使用雙腿,是因為只用單腳會讓骨盆與股骨的關係變得不穩定,可藉此引出臀大肌上部與臀中肌的調整功能。但墊子提高了骨盆的穩定性,所以這個動作能負荷的重量比站姿啞鈴高。但相對地,因為可操作大重量,所以適合當作中間角度的訓練。

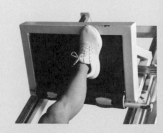

TARGET

NO.134

滑輪後踢（外轉、外展）

臀大肌・上部	自重	自由重量	機械訓練	POF M	POF S	POF C
P187的臀中肌						

RETURN

只有拉滑輪的那隻腳腳尖朝外。

腳沿著圓形軌道拉動滑輪，在頂端停1至2秒

拉動滑輪時，腳尖保持朝外

滑輪設置在下方，繩索扣在腳踝上

腳尖朝外

CONTRACT

重點在這裡！

目標是達到臀大肌上部的最大收縮

這個動作的目標是臀大肌上部的最大收縮，所以在一般的滑輪後踢動作之外，加上雙腿向外張開（外展）與扭轉（外轉）的動作。如果連軸心腳的腳尖位置都改變，就成了滑輪髖外展，所以，請將軸心腳朝向機器。

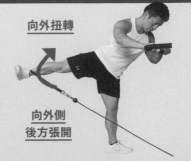

向外扭轉

向外側後方張開

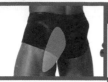

NO.135

寬站深蹲

| 臀大肌・下部 P211的內收肌群 | 自重 | 自由重量 | 機械訓練 | POF M | **POF S** | POF C |

STRETCH

膝蓋向外張開

腳距約為骨盆的3倍寬，腳尖與膝蓋方向相同

腰垂直向下

上半身固定，不要前傾。

類似蛙式的收腿動作

腰垂直向上

重點是臀部不要向後翹。結束時用力收緊臀部。

UP

重點在這裡！

臀部不要向後翹

這個動作是將雙腿張開做深蹲，鍛鍊臀大肌下部。膝蓋彎曲時如果內夾，訓練效果會降低，所以請有意識地保持膝蓋向外張開。上半身前傾的話，就與其他種類的深蹲類似。如果無法保持平衡，可以抓扶手等能固定身體的東西。

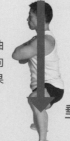

注意
垂直的軌道

180

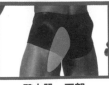

後踢

臀大肌・下部

自重	自由 重量	機械 訓練	POF M	POF S	POF C

DOWN

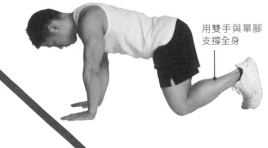

用雙手與單腳
支撐全身

↓

上半身不動，
只移動髖關節到腳尖。

背部與頸部
不要塌掉

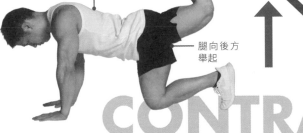

腿向後方
舉起

↑

CONTRACT

重點在這裡！

腿向內側伸展，訓練會更有效

這個動作做的是「髖關節的伸展與內收」，即以臀大肌下部的髖關節為起點，腿向後方內側擺動。腿稍微踢向內側能夠促進收縮，但容易失去平衡；不習慣的話，腿也可以向後伸直。

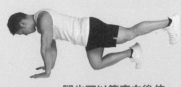

腿也可以筆直向後伸，
但會增加膕旁肌的參與

※P173的動作著重在臀大肌上部與臀中肌，這個則是訓練臀大肌下部為主。

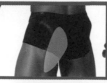
臀大肌・下部	自重	自由重量	機械訓練	POF M	POF S	POF C
P211的內收肌群						

DOWN

將毛巾放在兩膝間，用力夾緊

膝蓋彎曲，腳跟著地

夾著毛巾比較容易維持姿勢。

雙腿保持合併，抬高臀部

CONTRACT

重點在這裡！

了解臀大肌下部的結構

臀大肌上下部都有髖關節伸展（大腿向後擺動）的作用。下部的肌纖維分布於關節軸下方，有將腿內收（合併）的功能。臀抬得愈高，收縮效果愈強；但如果只是為了把臀抬高而使脊椎彎曲，是沒有意義的。

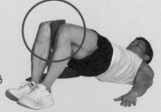

兩膝間持續用力夾緊毛巾非常重要

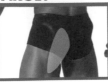

TARGET

NO.138

寬站槓鈴深蹲

臀大肌・下部	自重	自由 重量	機械 訓練	POF M	POF S	POF C
P211的內收肌群						

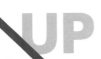

UP

上半身固定，
不要前傾。

腳距約比肩膀寬約
3隻腳的幅度，腳尖
與膝蓋方向相同

腰垂直
向下

膝蓋向外張開

停在臀部不會向後
翹的位置。結束時
用力收緊臀部。

STRETCH

重點在這裡！

類似蛙式的腿部動作

這個動作是張開雙腿做深蹲，能有效練到臀大肌下部，膝蓋
向外張開的姿勢非常重要。如果臀部向後方移動，腳會很容
易合起來，所以，上下移動時，最好持續把膝蓋向外用力打
開，保持上半身固定。可以參考蛙式的收腿動作。

雙膝
向外張開

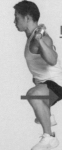

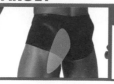

NO.139

槓鈴臀推

臀大肌・下部

| 自重 | 自由重量 | 機械訓練 | POF M | POF S | POF C |

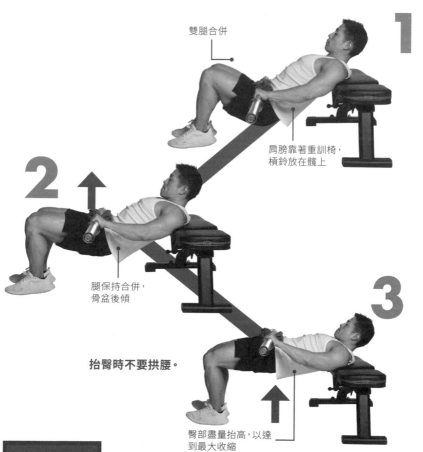

1

雙腿合併

肩膀靠著重訓椅，槓鈴放在髖上

2 ↑

腿保持合併，骨盆後傾

抬臀時不要拱腰。

3

臀部盡量抬高，以達到最大收縮

重點在這裡！

臀大肌的收縮

這個動作是在臀大肌上下兩側施加負荷。因為是在收縮時施加較強的負荷，所以是收縮訓練。最好能在收縮角度維持姿勢1至2秒。若只一味追求大重量，就無法體會收縮訓練的好處。

※P177是練臀大肌上部與臀中肌，這裡則是練臀大肌下部。

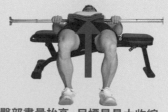

臀部盡量抬高，目標是最大收縮

TARGET

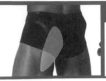

NO.140

寬距腿推

臀大肌・下部	自重	自由 重量	機械 訓練	POF M	POF S	POF C
P211的內收肌群						

RETURN

雙腿張開放在踏板上,腳尖與膝蓋方向相同

類似蛙式的收腿動作。

腰、背固定在墊子上

雙腳推踏板

PRESS

重點在這裡!

腳尖向外張開

這個動作的目的是,藉由雙腿向外張開、膝蓋不內八,使動作與臀大肌下部肌纖維的方向一致。在雙腿張開的情況下,膝蓋與腳尖仍朝向前方,刺激的目標就會變成股四頭肌;所以一定要記得,腳尖、膝蓋要朝向外側45°以上。

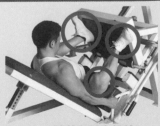

膝蓋與腳尖朝外!

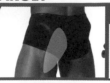

NO.141

滑輪後踢

臀大肌・下部	自重	自由重量	機械訓練	POF M	POF S	POF C

RETURN

滑輪設置在下方，繩索扣在腳踝上

腳沿著圓形軌道拉動滑輪，在頂端停留1至2秒。

腿以髖關節為中心向後方擺動

上半身固定，不要前傾

CONTRACT

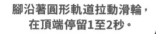

重點在這裡！

腳沿著圓形軌道拉動滑輪

這個動作是大腿向後擺動，目的是發揮臀大肌下部「髖關節伸展與內收」的功能。膝蓋角度要盡量固定，腳以畫圓的方式拉動滑輪。因為這個動作上半身容易不穩，抓住機器會比較好做。

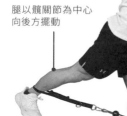

膝蓋角度固定，拉向後方！

※P179練的是臀大肌上部與臀中肌，本頁練的是臀大肌下部。

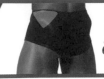

TARGET

NO.142

單手保加利亞深蹲

臀中肌・臀小肌

| 自重 | 自由重量 | 機械訓練 | POF M | **POF S** | POF C |

UP

即使在預備位置，前腳的臀部也要用力。要意識到收縮的感覺。

一腳放在重訓椅上，另一腳向前伸出

前側腳尖朝正前方

上半身向側面傾斜，後側肩膀放低

膝蓋不要向前伸出

臀部往斜後方下蹲

重點是臀部往斜後方(而非正下方)**下蹲。**

STRETCH

重點在這裡！

骨盆到上半身向側面傾斜

這個動作是鍛鍊前腳臀大肌、臀中肌及股四頭肌。若是鎖定臀中肌，身體往前腳的反方向傾斜，就能強力伸展臀中肌，達到訓練效果。因為骨盆到上半身傾斜時，臀中肌為了維持姿勢，就會在伸展的同時發揮收縮力。

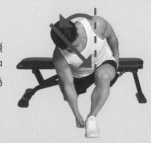

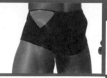

NO.143

髖關節外展

臀中肌・臀小肌

自重	自由 重量	機械 訓練	POF M	POF S	POF C

DOWN

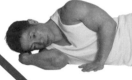

側躺，上方的腿
離地

腿不要完全放下來比較有效。

腿張開，抬到
最高

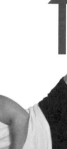

CONTRACT

重點在這裡！

了解臀中肌的功能

臀中肌位於骨盆外側，連接骨盆上側與股骨。主要作用是「髖關節外展」，就是把原本與上半身成一直線的大腿向外打開，臀中肌在這方面的功能比臀大肌更強。集中鍛鍊髖關節外展，減少臀大肌的參與，是這個動作的特色。

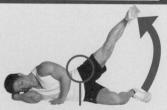

這裡產生最大程度的收縮

TARGET

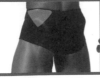

NO.144

單手啞鈴保加利亞深蹲

臀中肌・臀小肌	自重	**自由重量**	機械訓練	POF M	**POF S**	POF C

UP

即使在預備位置，
前腳的臀部也要用力。
要意識到收縮的感覺。

單手拿啞鈴，一腳
放在重訓椅上，另
一腳向前伸出

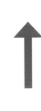

前側腳尖保持
筆直

上半身向前方與側面傾斜，
後側肩膀放低

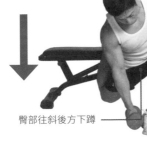

膝蓋不要向前伸出

臀部往斜後方下蹲

**重點是臀部
往斜後方（而非正下方）下蹲。**

STRETCH

重點在這裡！

刻意單側持啞鈴的意義

一般保加利亞深蹲的目的是伸展前側的臀大肌與
臀中肌。骨盆到上半身大幅向側面傾斜時，臀中肌
會為了恢復原本姿勢而強力運作。因此，這個動作
是用前腳的另一側拿啞鈴，使身體大幅度傾斜，藉
此提高刺激。

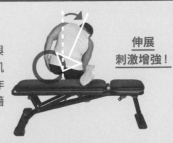

**伸展
刺激增強！**

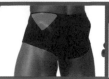

NO.145

側弓步

| 臀中肌・臀小肌 | 自重 | 自由重量 | 機械訓練 | POF M | POF S | POF C |

※如果用依肌力、做法與意識來分類，屬於POF・S。

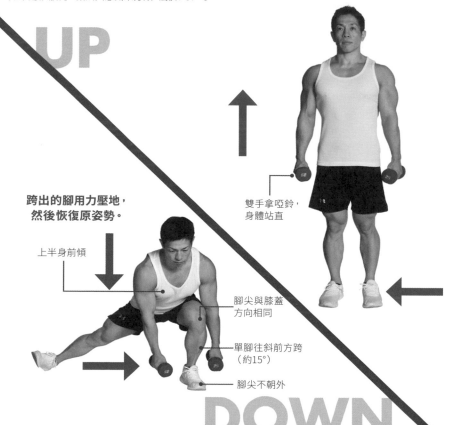

UP

跨出的腳用力壓地，
然後恢復原姿勢。

上半身前傾

雙手拿啞鈴，
身體站直

腳尖與膝蓋
方向相同

單腳往斜前方跨
（約15°）

腳尖不朝外

DOWN

重點在這裡！

意識到臀中肌引起的髖關節外展

用「髖關節外展」的力量壓地板，能有效練到臀中
肌。臀中肌的肌纖維方向與臀大肌上部類似，動作
也經常重複，所以大部分的動作都會同時訓練到這
兩處。

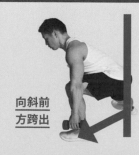

向斜前
方跨出

190

TARGET

NO.146

滑輪髖關節外展

臀中肌・臀小肌	自重	自由重量	機械訓練	POF M	POF S	POF C

RETURN

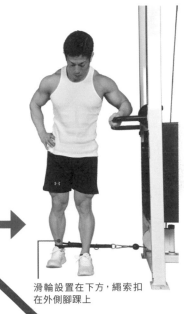

腳沿著圓形軌道拉動滑輪，在頂端停留1至2秒。

上半身不要向側面傾斜

腿向正側面打開，拉動滑輪

腳尖朝向正面

滑輪設置在下方，繩索扣在外側腳踝上

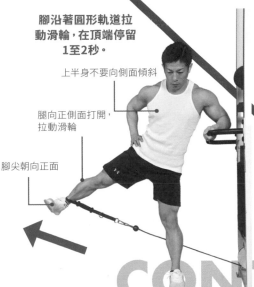

CONTRACT

重點在這裡！

與滑輪後踢的差異

和腿拉向後方，目標部位是臀大肌的滑輪後踢不一樣，這個動作則是拉向側面。如果是用髖外展機訓練，由於是坐姿，髖關節會彎曲，使得臀大肌的參與增加。所以，如果你的目標是臀中肌，最好還是使用滑輪。

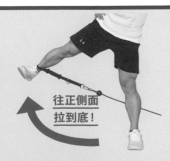

往正側面拉到底！

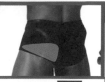

NO.147

蚌殼式（彈力帶）

外轉肌群 深層	自重	自由 重量	機械 訓練	POF M	POF S	POF C

DOWN

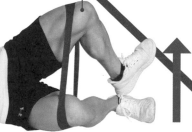

側躺，大腿套上
彈力帶

膝蓋彎曲

髖關節彎曲

膝蓋保持原本角度，盡可
能打開

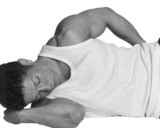

膝蓋沿圓形軌道打開

CONTRACT

重點在這裡！

髖關節能朝所有方向轉動

不同於膝關節，髖關節能使骨骼往所有方向移
動；「髖關節外轉」（大腿向外側扭轉）也會因大腿
彎曲的狀況而有各種差異。蚌殼式的外轉動作是
在大腿朝前的狀態下進行。

髖關節向外側
扭轉並打開

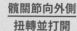

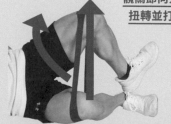

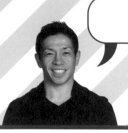

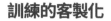

訓練的客製化

本書以解剖學的方式分析肌肉，介紹各部位最適當的訓練方法。在訓練動作中說明了訓練時姿勢、角度的重點，但對訓練來說，最重要的是要知道原理，選擇合乎自己目的的方法。所以，我們有必要「客製化」，也就是嘗試各種方法，找出最適合自己身體與目標的方式，而非拘泥於固定的做法。

希望大家能理解，「目標部位會漸進式地改變」。例如，上斜臥推（P90）的目標部位是胸大肌上部，所以要將重訓椅傾斜30°至45°；而這個角度如果變平，就成了胸大肌中部強烈參與的臥推（P94）；角度如果接近垂直，就成了三角肌前束強烈參與的啞鈴肩推（P37）。也就是說，在這些訓練動作之間，還會有其他的訓練方法，可以根據你想加強的肌肉，選擇適合的角度。聳肩、划船、引體向上、滑輪下拉、深蹲、硬舉等，幾乎所有訓練動作都是如此。

客製化的重點在於各部位的功能與肌纖維方向。如果你都能牢記在心，那麼，即使不一一確認書中的姿勢，應該也能依據原則，進行有效的訓練。你也可以增加適合自己的項目，安排能產生更強刺激的計畫。如果能從「被要求去做別人想出來的事」，到達「做自己創造、自己想做的事」的境界，你每天都會有新發現，肌力訓練也會變得很有趣喔！

目標部位

股四頭肌・股直肌 →P195
股四頭肌・股內側肌
股四頭肌・股外側肌 →P204
→P199　縫匠肌→P209
內收肌群→P211

闊筋膜張肌→P216
腰大肌→P218
股二頭肌→P221
半腱肌・半膜肌→P224

大腿

馬一般剽悍的大腿

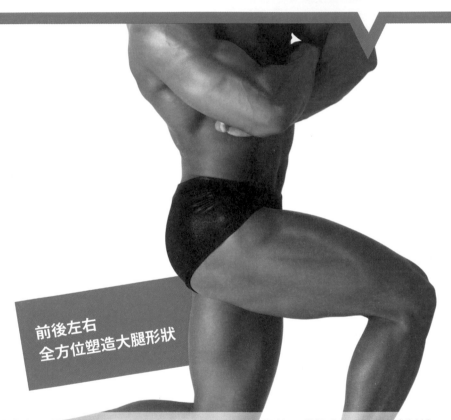

**前後左右
全方位塑造大腿形狀**

大腿是全身肌肉量最大的地方，必須多方位鍛鍊。我們會自然地將控制前方與外側的巨大股四頭肌區分為中央的股直肌、左右的股內側肌與股外側肌。然後，將後方的膕旁肌分為外側的股二頭肌、內側的半腱肌與半膜肌。對腿部的正面輪廓而言，內側的內收肌群其實扮演重要角色。此外，鍛鍊縫匠肌會讓股四頭肌與內收肌群間產生分界，形成刀刻般深刻犀利的線條。打造粗壯、稜角分明的大腿是肌力訓練中最困難的主題，所以你更應該挑戰它。

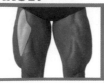

NO.148

挺髖深蹲

股四頭肌・股直肌

自重	自由重量	機械訓練	POF M	POF S	POF C

UP

扶著牆壁之類的地維持身體姿勢，筆直站立

重點是髖關節以上伸直，只有膝蓋彎曲。

髖關節不要彎曲

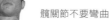

膝蓋向斜下方彎曲，身體放低

STRETCH

重點在這裡！

構成股四頭肌的肌肉

股四頭肌是位於大腿前面的肌肉，由股直肌、股中間肌、股外側肌及股內側肌這四條肌肉構成。股直肌分布於中央，是唯一的多關節肌，連接骨盆與脛骨；所以才要用伸展髖關節、彎曲膝關節的方式來做動作。

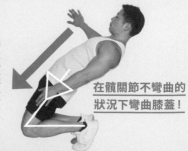

在髖關節不彎曲的狀況下彎曲膝蓋！

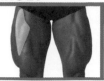

NO.149

負重挺髖深蹲

股四頭肌・股直肌	自重	自由 重量	機械 訓練	POF M	POF S	POF C

※依肌力、做法與意識來分類，屬於POF・M。

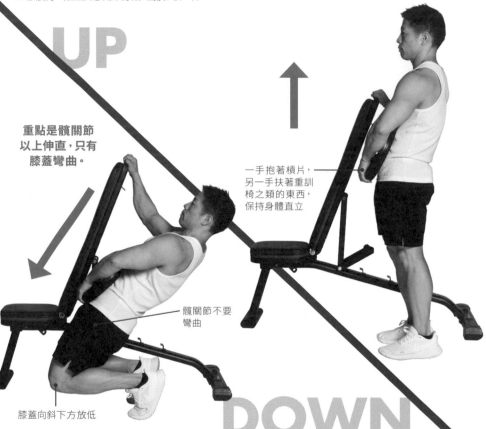

UP

重點是髖關節
以上伸直，只有
膝蓋彎曲。

一手抱著槓片，
另一手扶著重訓
椅之類的東西，
保持身體直立

髖關節不要
彎曲

膝蓋向斜下方放低

DOWN

重點在這裡！

難度高，小心受傷

挺髖深蹲的重點是透過伸直髖關節來伸展股直肌，
這個訓練則加上負重。自重的挺髖深蹲很難，也有充
分的刺激，所以希望大家先學會挺髖深蹲的姿勢，再
加上負重。要很小心避免受傷，做好姿勢的細節，同
時慢慢嘗試加上負重。

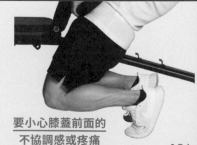

要小心膝蓋前面的
不協調感或疼痛

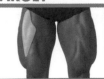

TARGET

NO.150

腿部伸展

股四頭肌・股直肌	自重	自由重量	機械訓練	POF M	POF S	POF C

DOWN

將靠背向後拉，骨盆後傾，髖關節盡可能伸直

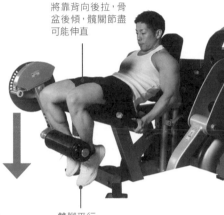

雙腳平行

想像用臀部的力量讓腰向前伸（骨盆後傾）。

勾起腳尖，盡可能伸展腿部

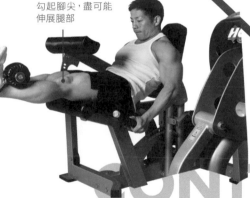

CONTRACT

重點在這裡！

了解股直肌的結構

股直肌的起點是骨盆，與股四頭肌（起點是股骨）的其他肌肉結構不同。所以，用一般的坐姿（髖關節彎曲的狀態）做腿部伸展動作時，只有股直肌會處於鬆弛狀態。必須讓骨盆後傾、髖關節伸直，才能達到伸展角度。

骨盆後傾！

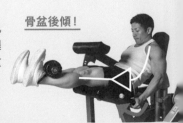

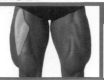

NO.151

擺腿・腿部伸展

股四頭肌・股直肌	自重	自由重量	機械訓練	POF M	POF S	POF C

STRETCH

用肩膀與腿支撐身體，做出橋式動作

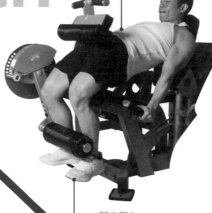

靠反作用力，臀部緊貼座椅，盡量伸展腿部。

腳尖往上勾，盡量伸展腿部

腳尖朝上

回到座位，同時將滾輪往上踢

依靠反作用力，確實抬高臀部（骨盆後傾），伸展股直肌。

UP

重點在這裡！

盡可能伸展髖關節

上頁介紹的腿部伸展，有些動作因為機器形狀的限制（與靠背之間沒有空間）而做不到，那些動作可以在這個訓練進行。這個訓練的目的是大幅伸展髖關節，所以會使用反作用力抬臀。

髖關節伸展到極限！

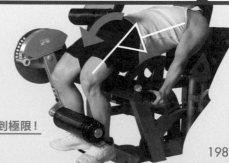

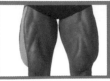
TARGET

NO.152

全蹲

股四頭肌・股外側肌

自重	自由重量	機械訓練	POF M	POF S	POF C

UP

腰打直，
下蹲到最低點。

手向前伸直，
身體站直

腳尖方向
與膝蓋一致。

保持上半身與
脛骨平行，放
低腰部

雙腳與骨盆同
寬，膝蓋與腳
尖朝外45°

腳尖與膝蓋
方向相同

腰部不要彎曲

DOWN

重點在這裡！

本書中深蹲的基本型

深蹲是綜合鍛鍊股四頭肌、臀大肌、膕旁肌的動作，
這個動作則是深蹲的標準型。如果你想選一個深蹲
動作來練習，可以選擇這個動作，集中鍛鍊。全蹲的
重點是要打開膝蓋，腰部上下移動，如同用力壓縮一
個形似鐵路集電弓的菱形。

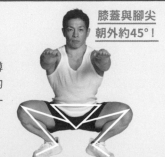

膝蓋與腳尖
朝外約45°！

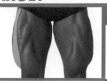

NO.153

槓鈴全蹲

股四頭肌・股外側肌	自重	自由重量	機械訓練	POF M	POF S	POF C

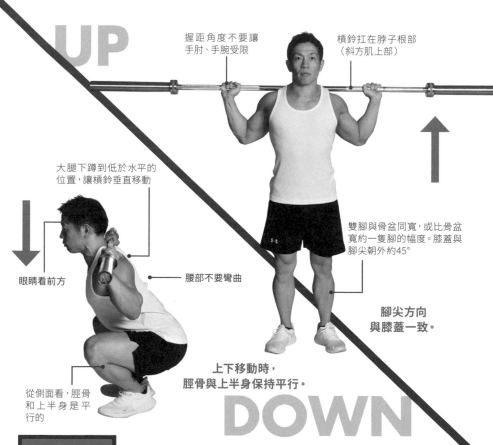

UP

握距角度不要讓手肘、手腕受限

槓鈴扛在脖子根部（斜方肌上部）

大腿下蹲到低於水平的位置，讓槓鈴垂直移動

眼睛看前方

腰部不要彎曲

雙腳與骨盆同寬，或比骨盆寬約一隻腳的幅度。膝蓋與腳尖朝外約45°

腳尖方向與膝蓋一致。

從側面看，脛骨和上半身是平行的

上下移動時，脛骨與上半身保持平行。

DOWN

重點在這裡！

膝蓋向前可鍛鍊股四頭肌

深蹲時膝蓋愈往前，愈能刺激股四頭肌；臀部愈往後，愈能刺激臀大肌。而槓鈴扛在脖子根部（高背槓），是為了鍛鍊股四頭肌。基本上，如果脛骨與上半身平行，槓鈴垂直上下，這樣就能練到股四頭肌。

柔軟度高的人可以縮短腳距，對股四頭肌的刺激更強！

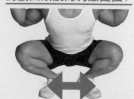

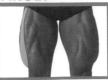

TARGET

NO.154

腿部伸展（內收）

股四頭肌・股外側肌	自重	自由重量	機械訓練	POF M	POF S	POF C

DOWN

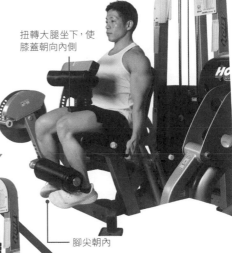

扭轉大腿坐下，使膝蓋朝向內側

大重量會提高受傷的風險，建議用小重量小心進行。

腿盡可能伸展

腳尖朝內

看起來像是內八坐姿。

CONTRACT

重點在這裡！

了解股外側肌的結構

股外側肌從股骨根部延伸到脛骨，分布於大腿前方的外側，作用是膝關節的伸展（伸展膝蓋）。這個動作為了加強外側部分的收縮，將膝蓋朝向內側。但膝蓋角度若太過朝內，會有受傷的危險，所以只要稍微朝內就可以了。

膝蓋朝內！

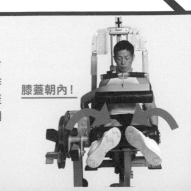

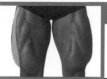

NO.155

平行蹲（史密斯機）

股四頭肌・股外側肌	自重	自由重量	機械訓練	POF M	POF S	POF C

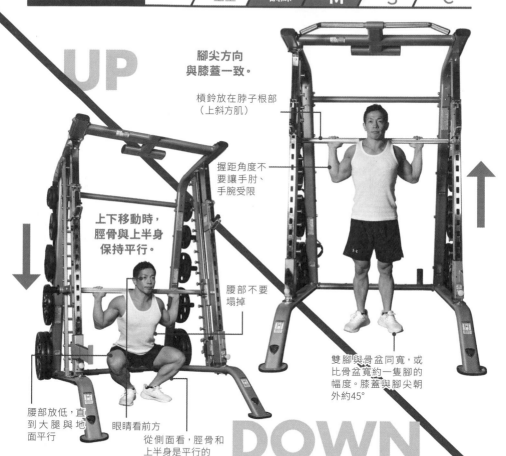

UP

腳尖方向
與膝蓋一致。

槓鈴放在脖子根部
（上斜方肌）

握距角度不
要讓手肘、
手腕受限

上下移動時，
脛骨與上半身
保持平行。

腰部不要
塌掉

雙腳與骨盆同寬，或
比骨盆寬約一隻腳的
幅度。膝蓋與腳尖朝
外約45°

腰部放低，直
到大腿與地
面平行

眼睛看前方

從側面看，脛骨和
上半身是平行的

DOWN

重點在這裡！

用史密斯機操作高重量

使用槓鈴的自由重量深蹲可以混合軀幹穩定等所
有動作，但缺點是無法將意識集中在股四頭肌上，
也未必能接近極限重量。從中間角度的訓練來看，
我建議用史密斯機來做，可以讓姿勢比較穩定。

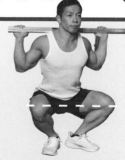

大腿下蹲至水平位置

202

TARGET

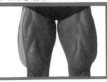

NO.156

底部深蹲（史密斯機）

股四頭肌・股外側肌	自重	自由重量	機械訓練	POF M	POF S	POF C

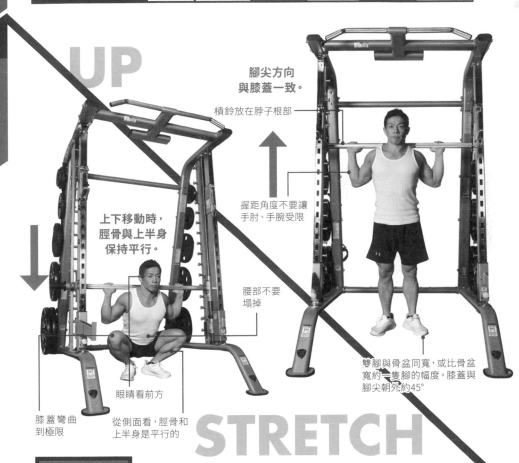

UP

腳尖方向
與膝蓋一致。

槓鈴放在脖子根部

上下移動時，
脛骨與上半身
保持平行。

握距角度不要讓
手肘、手腕受限

腰部不要
塌掉

雙腳與骨盆同寬，或比骨盆寬約一隻腳的幅度。膝蓋與腳尖朝外約45°

膝蓋彎曲到極限

眼睛看前方

從側面看，脛骨和上半身是平行的

STRETCH

重點在這裡！

最大伸展視膝蓋彎曲的情況而定

深蹲的姿勢分成好幾種。膝蓋彎曲45°稱為「微蹲」（1/4蹲），彎曲90°稱為「半蹲」，大腿下蹲到與地面平行稱為「平行蹲」，膝蓋彎曲到極限稱為「全蹲」。底部深蹲是有效的伸展角度訓練。

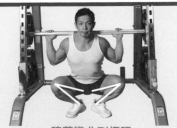

膝蓋彎曲到極限
（以腰部不彎曲為前提）

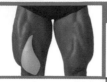

NO.157

窄站底部深蹲

股四頭肌・股內側肌
P216的闊筋膜張肌

自重	自由重量	機械訓練	POF M	**POF S**	POF C

UP

體重落在拇指球（腳掌拇指側）上，就會容易感覺到對股內側肌的刺激

手向前伸直，筆直站立

保持體重落在拇指球上的狀態，往下蹲

採用窄站距，腳距最寬不超過骨盆。腳尖朝前，體重落在拇指球上

保持腰部不塌掉，大幅下蹲

如果很難蹲下去，可以把2.5至5公斤的槓片墊在腳跟下

STRETCH

重點在這裡！

了解股內側肌的結構

股內側肌是從大腿骨到脛骨向內側延伸的肌肉，作用是「膝關節伸展」，即伸展膝蓋。做這個動作時，最好雙腳合併，將體重落在拇指球上。深蹲時若膝蓋向前伸，會有很好的效果，但容易傷到膝前方，所以請在不勉強的範圍內進行。

窄站距，體重落在拇指球，往下蹲！

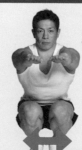

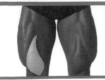

TARGET

NO.158

窄站平行蹲

股四頭肌・股內側肌	自重	自由 重量	機械 訓練	POF M	POF S	POF C
P216的闊筋膜張肌						

體重落在腳拇指球（腳掌
拇指側）上，就會容易感覺
到對股內側肌的刺激。

槓鈴扛在脖子根部
（上斜方肌）

UP

眼睛看前方

腰部放低，直
到大腿與地
面平行

腰部不要塌掉

用窄站距，腳距最寬不
超過骨盆。腳尖朝前，
體重落在拇指球上

膝蓋愈往前伸出，愈能練到股內側肌，
但受傷風險也會提高

DOWN

重點在這裡！

要做深蹲，柔軟度不可少

不只這個動作，只要是深蹲，髖關節和腳踝的柔
軟度都很重要。筋骨較硬的人，在訓練前最好先伸
展。在這個動作中，腳踝的角度比較難保持。有困
難的人可以在腳跟墊槓片。

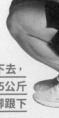

如果很難蹲下去，
可以把2.5至5公斤
的槓片墊在腳跟下

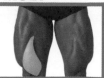
腿部伸展（外轉）

股四頭肌・股內側肌

| 自重 | 自由
重量 | 機械
訓練 | POF
M | POF
S | POF
C |

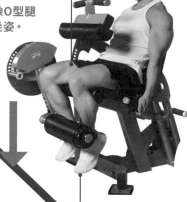

DOWN

扭轉大腿坐下，
使膝蓋朝向外側

有點像O型腿
的坐姿。

腿盡可能伸展

腳尖朝外

大重量會提高受傷的風險，
建議用輕重量小心進行。

CONTRACT

重點在這裡！

股內側肌朝向前方

股內側肌是向腿部前方內側延伸的肌肉。這個動作為加強內側的收縮，將膝蓋朝外。但膝蓋角度如果改變太多，會有受傷風險，所以只要稍微朝外就可以了。另外，為提高收縮時的負荷，膝蓋要完全伸展。

膝蓋朝外！

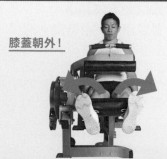

TARGET

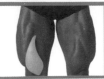

NO.160

窄站距平行蹲（史密斯機）

股四頭肌・股內側肌	自重	自由重量	機械訓練	POF M	POF S	POF C
P216的闊筋膜張肌						

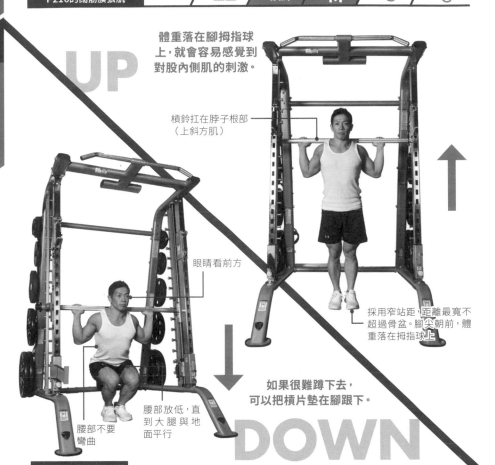

UP

體重落在腳拇指球上，就會容易感覺到對股內側肌的刺激。

槓鈴扛在脖子根部（上斜方肌）

眼睛看前方

採用窄站距，距離最寬不超過骨盆。腳尖朝前，體重落在拇指球上

如果很難蹲下去，可以把槓片墊在腳跟下。

腰部放低，直到大腿與地面平行

腰部不要彎曲

DOWN

重點在這裡！

兼顧重量與安全的史密斯機

205頁的窄站平行蹲屬於自由重量訓練，無法將意識集中在股四頭肌上，也未必能接近極限重量，受傷風險又高。史密斯機能夠輕易解決這些問題，那麼，以中間角度的訓練來看，就在不勉強的姿勢範圍內增加重量吧！

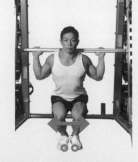

以穩定的姿勢與軌道操作大重量

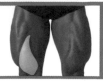

窄站距底部深蹲（史密斯機）

股四頭肌・股內側肌
P216的闊筋膜張肌

自重	自由重量	機械訓練	POF M	POF S	POF C

UP

體重落在腳拇指球上，就會容易感覺到對股內側肌的刺激。

槓鈴放在脖子根部（上斜方肌）

如果很難蹲下去，可以把槓片墊在腳跟下。

眼睛看前方

採用窄站距，距離最寬不超過骨盆。腳尖朝前，體重落在拇指球上

腰部不要塌掉

膝蓋彎曲到極限

STRETCH

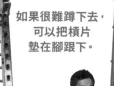

重點在這裡！

深蹲也需要心肺功能

進行深蹲、硬舉等以下半身為中心、使用到全身力量的訓練，心肺功能容易跟不上。為避免心肺功能跟不上肌力，無法用盡全力練習，平時最好能做有助於提高心肺功能的高強度有氧運動，如快跑、高強度間歇運動等。

如果很難蹲下去，可以把2.5至5公斤的槓片墊在腳跟下

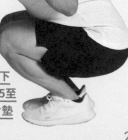

TARGET

NO.162

內側踢

縫匠肌

自重	自由重量	機械訓練	POF M	POF S	POF C

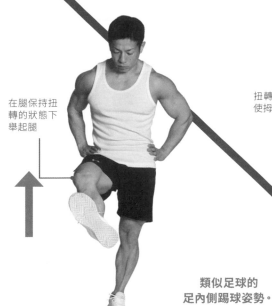

DOWN

在腿保持扭轉的狀態下舉起腿

扭轉腿部，使拇指朝外

類似足球的
足內側踢球姿勢。

UP

重點在這裡！

了解縫匠肌的結構

縫匠肌是骨盆到脛骨之間，向大腿內側延伸的狹長肌肉。有許多功能，包括腿部外轉、外展、向前伸、彎曲膝蓋等，用內側踢的姿勢來訓練非常有效。

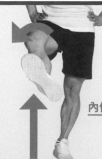

內側踢的動作

滑輪腿拉

縫匠肌	自重	自由重量	機械訓練	POF M	POF S	POF C

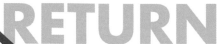

RETURN

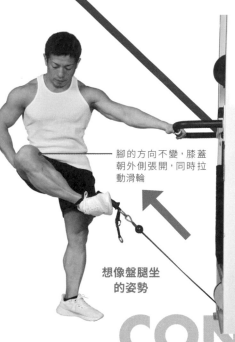

腳的方向不變,膝蓋朝外側張開,同時拉動滑輪

想像盤腿坐的姿勢

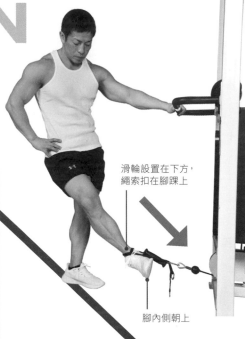

滑輪設置在下方,繩索扣在腳踝上

腳內側朝上

CONTRACT

重點在這裡!

鍛鍊縫匠肌的意義

縫匠肌位於股四頭肌與內收肌群之間,對於在視覺上產生區隔的效果來說,相當重要。健美運動員都很重視肌肉分明,粗壯的大腿如果肌肉分明,給人的印象就會大為改觀,讓人覺得「練得真好」,看起來也有精實的效果。使用滑輪能促進最大收縮。

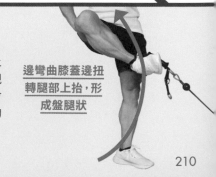

邊彎曲膝蓋邊扭轉腿部上抬,形成盤腿狀

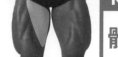

TARGET

NO.164

髖內收

內收肌群

自重	自由重量	機械訓練	POF M	POF S	POF C

DOWN

側躺，雙腿交叉，下方的腿伸直

盡量舉高。

將伸直的腿舉起

CONTRACT

重點在這裡！

了解內收肌群的結構

內收肌群由數條肌肉構成，多數從骨盆中央下部延伸到股骨。主要功能是「髖關節內收」，也就是將腿向內側合上。因此，訓練時若不考量腿的方向，就無法全面鍛鍊。這個動作的髖內收動作是筆直進行的，屬於傳統訓練。

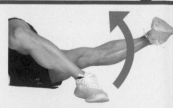

腿保持伸直狀態，胯下併攏！

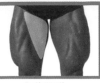
大腿雨刷

內收肌群				POF	**POF**	POF
	自重	自由 重量	機械 訓練	M	**S**	C

STRETCH

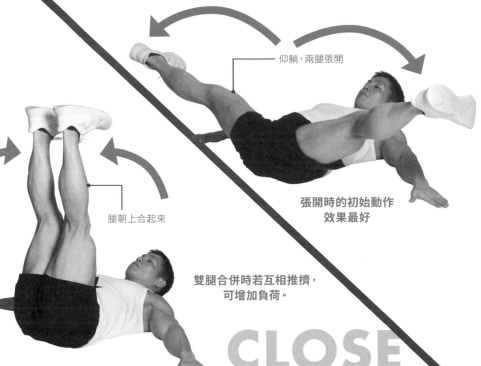

仰躺，兩腿張開

張開時的初始動作
效果最好

腿朝上合起來

雙腿合併時若互相推擠，
可增加負荷。

CLOSE

重點在這裡！

內收肌群的伸展項目

內收肌群因為結構的關係，很難在伸展角度施加負荷。大腿雨刷是在腿張開之際強力施加力矩，是內收肌群中少見的伸展角度動作。不過，最好還是把髖內收視為收縮角度動作。

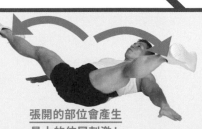

張開的部位會產生
最大的伸展刺激！

TARGET

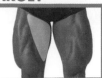

NO.166

寬站深蹲（史密斯機）

內收肌群

自重	自由重量	機械訓練	POF M	POF S	POF C

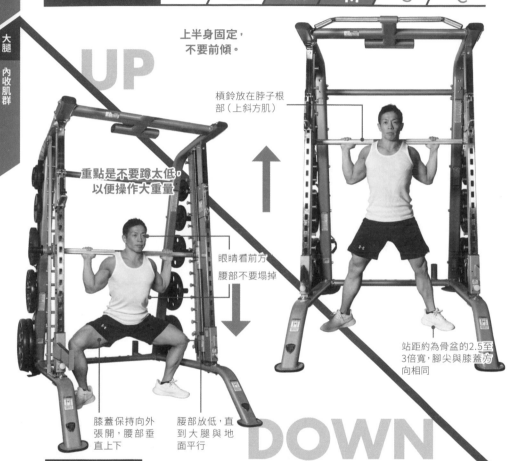

上半身固定，不要前傾。

槓鈴放在脖子根部（上斜方肌）

UP

重點是不要蹲太低，以便操作大重量

眼睛看前方
腰部不要塌掉

DOWN

站距約為骨盆的2.5至3倍寬，腳尖與膝蓋方向相同

膝蓋保持向外張開，腰部垂直上下

腰部放低，直到大腿與地面平行

重點在這裡！

膝蓋張開，減少其他部位的參與

膝蓋張開能刺激內收肌群，但膝蓋若向前伸，就會增加股四頭肌、臀大肌的參與。進行自由重量訓練時，站距如果太大，前後平衡會有困難，也無法操作大重量。用史密斯機的話，即使雙腿張開，也不會前後搖晃，所以推薦大家使用。

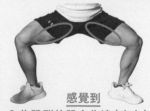

感覺到
內收肌群的肌肉收縮（出力）！

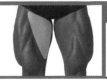

NO.167

寬站全蹲（史密斯機）

內收肌群	自重	自由重量	機械訓練	POF M	POF S	POF C

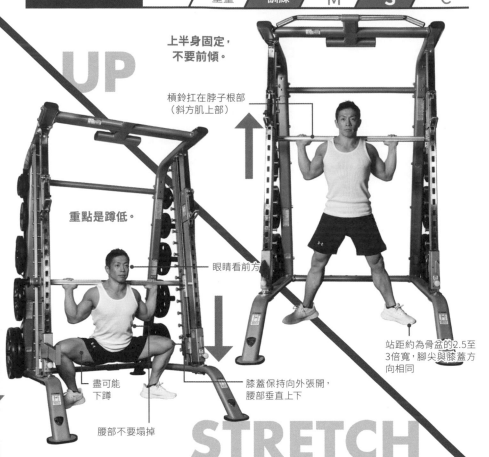

UP

上半身固定，
不要前傾。

槓鈴扛在脖子根部
（斜方肌上部）

重點是蹲低。

眼睛看前方

站距約為骨盆的2.5至
3倍寬，腳尖與膝蓋方
向相同

盡可能
下蹲

膝蓋保持向外張開，
腰部垂直上下

腰部不要塌掉

STRETCH

重點在這裡！

以內收肌群的伸展為原則設定腳距

這個動作站距設定的原則是，雙腳放在下蹲時，能感覺
到內收肌群在伸展的位置。雖然張開雙腿就能找到這
個角度，但如果張得太開，大腿和臀部側邊會卡住，就
沒辦法做深蹲；而站距如果太窄，練到的會是股四頭
肌。所以要找到剛剛好的角度。

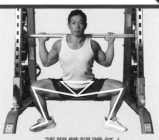

張開雙腿蹲低！
感覺到內收肌群的伸展！

TARGET

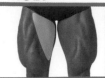

NO.168

滑輪髖內收

內收肌群

自重	自由重量	機械訓練	POF M	POF S	POF C

RETURN

CONTRACT

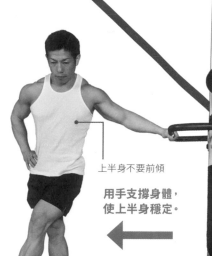

上半身不要前傾

用手支撐身體，使上半身穩定。

腿向內側合上，拉動滑輪

滑輪設置在下方，繩索扣在腳踝上

重點在這裡！

下半身滑輪項目的原則

把滑輪裝在腳踝的動作，在拉動滑輪時，上半身要極力保持不動。因為這類訓練要啟動的是扣上繩索那隻腳的髖關節，軸心腳或上半身移動的話，會減低效果。手扶著機器，上半身就不易晃動。

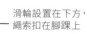

髖關節向內側合上！

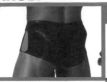

NO.169

髖外展

闊筋膜張肌

自重	自由重量	機械訓練	POF M	POF S	POF C

DOWN

側躺,上方的腿向斜前方伸直,使髖關節成45°

腳尖不要朝上,保持一開始的狀態

大腿在身體斜前方。

維持髖關節的角度,上方的腿盡量抬高

CONTRACT

重點在這裡!

了解闊筋膜張肌的結構

闊筋膜張肌是位於大腿根部、骨盆側面(照片中手碰觸的部分)的小肌肉。髖內收動作如果用髖關節伸直、不彎曲的姿勢來做,練到的會是臀中肌。在這個動作中,髖關節彎曲45°,練到的就是闊筋膜張肌。

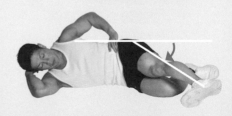

腿在身體斜前方升降!

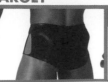

TARGET

NO.170

滑輪髖外展

| 闊筋膜張肌 | 自重 | 自由重量 | 機械訓練 | POF M | POF S | POF C |

RETURN

上半身盡量不傾斜

腿向外側張開，拉動滑輪

腿先朝前方約45°舉起

滑輪設置在下方，繩索扣在腳踝上

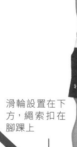

腿舉在前方約45°的位置，向外張開，腳尖朝同一方向。

CONTRACT

重點在這裡！

髖關節保持向前彎曲

與一般滑輪髖內收的差異在於，這個動作是以髖關節向前彎曲的姿勢進行，以減少臀中肌的參與。因為是收縮角度的動作，腿盡量張開，在頂部停留，就能增強刺激。

腿在往前舉起的狀態下向外張開！

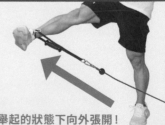

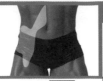

屈膝近胸變化型

腰大肌 **深層**

| 自重 | 自由 重量 | 機械 訓練 | POF M | POF S | POF C |

UP

也可坐在重訓椅上。

坐在地板上,手撐 在後面,腿伸直

挺胸、背肌伸直

舉起膝蓋, 向胸部靠近。

髖關節彎曲,膝蓋 靠近身體

CONTRACT

重點在這裡!

了解腰大肌的結構

腰大肌位於大腿根部的前側,主要作用是「髖關節屈曲」,即舉起大腿。腰大肌並不影響外觀,但對改善髖關節功能與矯正姿勢很重要。這個動作主要是用膝蓋向胸靠近的動作來鍛鍊,動作進行時要挺胸、背伸直;因為背部如果彎曲,練到的會是腹直肌。

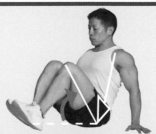

伸展背肌,抬起大腿!

TARGET

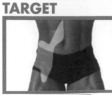

NO.172

負重懸吊提膝

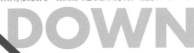

腰大肌 深層	自重	自由重量	機械訓練	POF M	POF S	POF C

※如果用依肌力、做法與意識來分類，屬於POF・C。

DOWN

為避免用反作用力做動作，
身體要穩住不動。

懸吊在握把上，
身體固定，不要
搖晃

腰部與脊椎不要彎曲，
這點很重要。

啞鈴夾在兩腳
之間

將膝蓋舉向胸前

UP

重點在這裡！

與懸吊左右提腿的差異

懸吊左右提腿是用捲起背部抬腿的方式來鍛鍊腹肌，
懸吊提膝的目標部位則是腰大肌，兩者目的不同。做懸
吊提膝的重點是不彎曲腰、背，只彎曲髖關節。為了不
讓身體晃動，可使用固定手肘的用具。

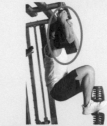

使用輔助用具，做起來會比較輕鬆！

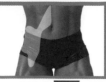

滑輪提膝

| 腰大肌 深層 | 自重 | 自由重量 | 機械訓練 | POF M | POF S | POF C |

RETURN

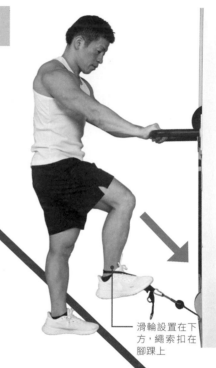

將膝蓋舉向胸前

滑輪設置在下方，繩索扣在腳踝上

在收縮角度停留，容易達到最大收縮。

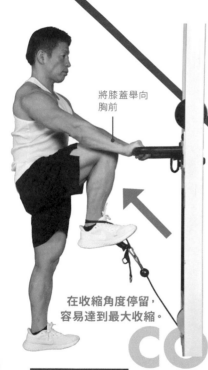

CONTRACT

重點在這裡！

收縮位置與滑輪角度

多數的滑輪動作，在滑輪與動作主要部位成直角時負荷最高。在這個動作中，髖關節與膝關節都會彎曲，要有意識地使大腿收縮時與鋼絲繩成直角。

鋼絲繩與大腿成直角！

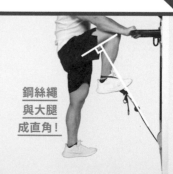

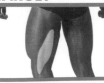

TARGET

NO.174

椅子抬臀（外轉）

股二頭肌 | 自重 | 自由重量 | 機械訓練 | POF M | POF S | **POF C**

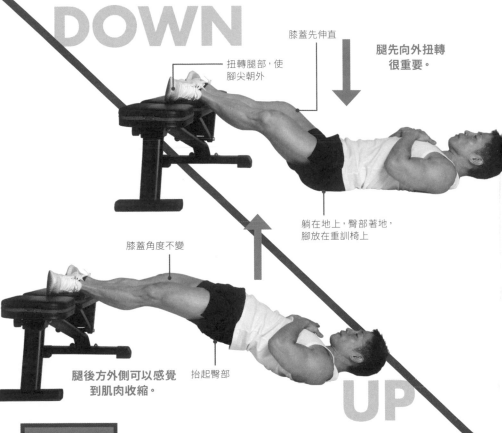

DOWN

膝蓋先伸直

腿先向外扭轉很重要。

扭轉腿部，使腳尖朝外

躺在地上，臀部著地，腳放在重訓椅上

膝蓋角度不變

腿後方外側可以感覺到肌肉收縮。

抬起臀部

UP

重點在這裡！

構成膕旁肌的肌肉

構成腿部後側的膕旁肌分為股二頭肌長頭與短頭，以及半腱肌、半膜肌。其中，股二頭肌長頭位於外側，是雙關節肌，從骨盆延伸到小腿。這個動作以扭轉腿部、伸直膝蓋來啟動髖關節，藉此提高對長頭的刺激。

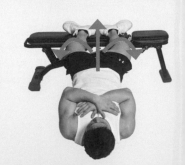

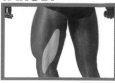

NO.175

直腿硬舉（外轉）

股二頭肌	自重	自由重量	機械訓練	POF M	POF S	POF C

上半身與地面平行，背部不要彎曲

STRETCH

握距比肩膀稍寬，槓鈴正握

膝蓋稍微彎曲

沿著貼近身體的軌道舉起槓鈴

動作姿勢要能感覺到股二頭肌的伸展

雙腳與肩同寬，腳尖與膝蓋向外側張開

舉起槓鈴時，膝關節、髖關節伸展，身體成筆直狀態

UP

重點在這裡！

伸展膕旁肌外側

這個動作與一般的硬舉不同，膝蓋幾乎不彎曲。透過將腳進一步向外扭轉，提高對股二頭肌的刺激。放下槓鈴時，最好能感覺到膕旁肌外側的伸展。

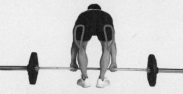

給予腿後方外側伸展刺激！

222

TARGET

NO.176

俯臥式腿部彎舉（外轉）

股二頭肌	自重	自由重量	機械訓練	POF M	POF S	POF C

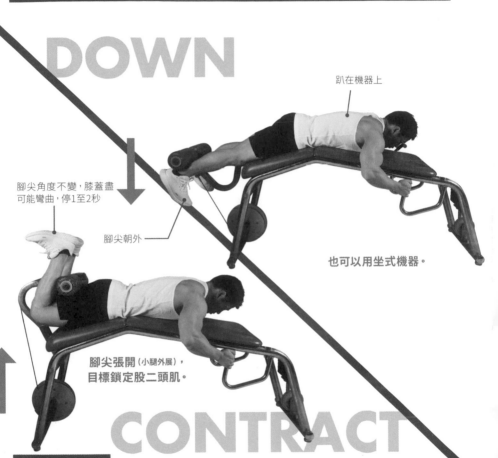

DOWN

趴在機器上

腳尖角度不變，膝蓋盡可能彎曲，停1至2秒

腳尖朝外

也可以用坐式機器。

腳尖張開（小腿外展），目標鎖定股二頭肌。

CONTRACT

重點在這裡！

了解股二頭肌的結構

股二頭肌位於膕旁肌外側，由長頭（骨盆延伸到小腿）與短頭（股骨延伸到小腿）構成。主要作用是「膝關節屈曲」（彎曲膝蓋）與「髖關節伸展」（大腿向後擺動）。說得更仔細一點，也有「小腿外轉」，即膝蓋以下向外扭轉的功能，所以將腳尖朝外，以增強刺激。

股二頭肌

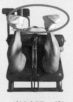

半腱肌、半膜肌

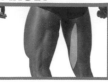

NO.177

椅子抬臀

半腱肌・半膜肌

| 自重 | 自由 重量 | 機械 訓練 | POF M | POF S | POF C |

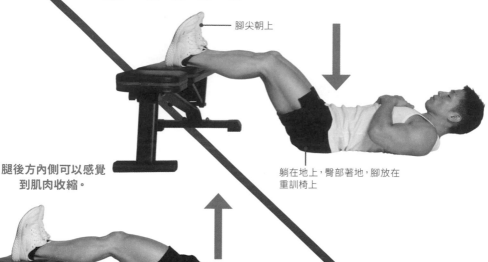

DOWN

腳尖朝上

躺在地上,臀部著地,腳放在重訓椅上

腿後方內側可以感覺到肌肉收縮。

抬高臀部

UP

重點在這裡!

半腱肌與半膜肌

半腱肌與半膜肌位於膕旁肌內側,都是從骨盆延伸到小腿的雙關節肌,主要作用是「膝關節屈曲」(彎曲膝蓋)與「髖關節伸展」(大腿向後擺動)。這個動作是在膝蓋伸直的狀態下伸展髖關節,給予刺激。

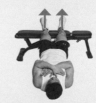

腳尖朝上,膝蓋伸直!要注意與221頁(椅子抬臀外轉版)腳尖方向的差別

224

TARGET

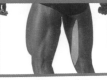

NO.178

直腿硬舉

半腱肌・半膜肌	自重	自由重量	機械訓練	POF M	POF S	POF C

STRETCH

上半身與地面平行，背部不要彎曲

握距比肩膀稍寬，槓鈴正握

膝蓋稍微彎曲

沿著貼近身體的軌道舉起槓鈴

動作姿勢要能感覺到膕旁肌的伸展。

舉起槓鈴時，膝關節、髖關節伸展，身體站直。

雙腳與肩同寬，腳尖與膝蓋朝前

UP

重點在這裡！

伸展膕旁肌內側

這個動作與一般的硬舉不同，膝蓋幾乎不彎曲，可減少股四頭肌的參與。222頁是將大腿外轉，鍛鍊外側的股二頭肌；這裡則不外轉，相對提高對腿後方內側的刺激。

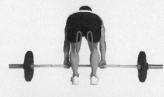

給予腿後方內側伸展刺激！

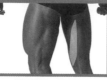

坐式腿部彎舉

半腱肌・半膜肌

自重	自由重量	機械訓練	POF M	POF S	POF C

UP

腳尖朝前

膝蓋盡量彎曲，
停1至2秒

如果沒有坐式機器，
也可以用俯臥式機器。

與223頁（外轉版）
的差別是這裡腳
尖朝前，對內側
膕旁肌有效。

CONTRACT

重點在這裡！

重視收縮位置

腿部彎舉、腿部伸展類的動作，都是在收縮位置的
負荷較高。腿部彎舉動作的重點是膝蓋盡量彎曲，
腿部伸展動作則是膝蓋盡量伸直。如果無法到達
收縮位置，最好能減輕重量。

膝蓋盡量彎曲，以達到最大收縮！

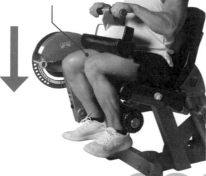

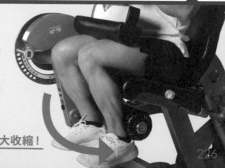

222

有效利用訓練裝備

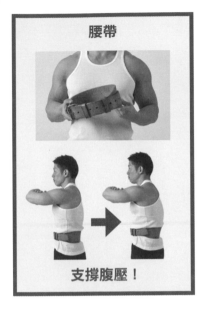

腰帶

支撐腹壓！

如果你已經習慣訓練，也抓到了效果提升的感覺，就該入手訓練裝備了。接下來，我會介紹三種應該先入手的裝備及其使用方式。

第一種是綁在腹部的「腰帶」，是在做深蹲、硬舉、划船時，為了操作更高重量而提高腹壓，使上半身穩定的裝備。如果你的訓練目的是塑身，我推薦使用包覆腹部處比腰部處稍窄的形狀（太寬的話會擠壓肋骨，引起疼痛）。材質有皮革和尼龍，用尼龍就可以了；因為把腰帶的支撐效果設在最低限度，可以用自己的力量施加腹壓。如果使用較硬的皮革材質，因為剛性高，會減少對腹壓的需求，對負責提高腹壓的肌群而言，訓練效果會下降。腰帶的鬆緊度方面，也應該稍微留一點空間，讓你可以用自己的力量提高腹壓。綁腰帶時，腹部的位置要比腰部低一點。最好先吸一口氣，然後在憋氣的狀態下，腹部用力，讓腹肌下部膨脹，再用腰帶收緊膨脹的部分。

第二種是綁在手腕的「腕帶」，在做臥推、肩推等「推」的動作時，能幫助手腕穩定，避免受傷。先將指環帶套在拇指上，再緊緊纏繞手腕，將周圍各種骨骼束緊。因為會妨礙血液流通，所以每做完一組就拆下來休息一下吧！

第三種是綁在槓鈴、啞鈴上的握力帶或助力帶，是做硬舉、划船、引體向上等「拉」的項目時，用來輔助握力的裝備。它可以防止握力在目標部位之前就達到極限，讓你無法使盡全力。

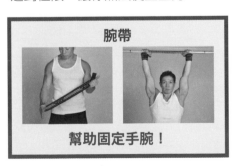

腕帶

幫助固定手腕！

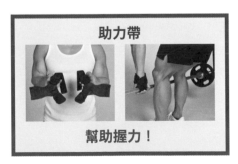

助力帶

幫助握力！

小腿

鑽石小腿

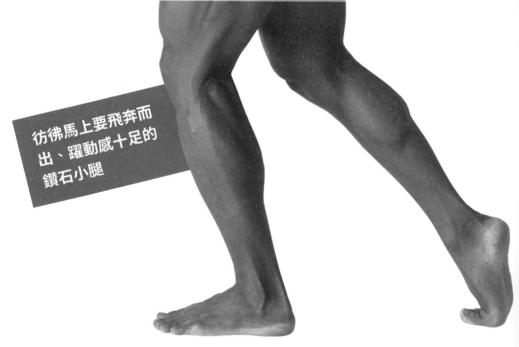

小腿的主角——小腿三頭肌是由腓腸肌內側頭、腓腸肌外側頭和深層的比目魚肌構成，它們是鑽石小腿的主要卡司。不過，不只要練小腿後方，脛骨前方外側的脛前肌、外側狹長分布的腓骨肌群也不能漏掉，才能打造出線條粗獷的犀利小腿。大腿練得再壯，小腿若是軟弱無力的話，就會失去平衡感。別忘了，平衡的身體才是最強的。

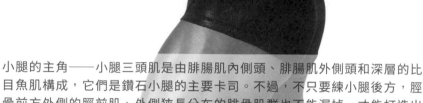

彷彿馬上要飛奔而出、躍動感十足的鑽石小腿

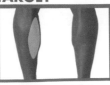

TARGET

NO.180

站姿提踵（內側負重）

腓腸肌・內側頭	自重	自由重量	機械訓練	POF M	POF S	POF C

STRETCH

在有高低差的地方做，或在腳尖與地板之間墊楔片，就能產生伸展刺激。

腳踝盡可能伸展，能明顯看到小腿肚肌肉。

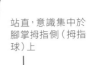

站直，意識集中於腳掌拇指側（拇指球）上

盡量用拇指側（拇指球）推地板，伸展腳踝

CONTRACT

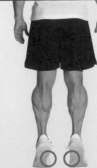

重點在這裡！

透過調整重心來控制目標部位

腓腸肌位於小腿肚，分為內側頭與外側頭，主要作用是「踝關節蹠曲」，即伸展腳踝。這個動作如果在拇指側（拇指球）進行，就能練到內側頭；如果在小指側（小指球）進行，就能練到外側頭。在中間進行的話，就是標準方法，能練到小腿整體。

用拇指側（拇指球）推地板！

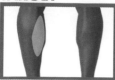

NO.181

小腿推舉（內側負重）

腓腸肌・內側頭	自重	自由重量	機械訓練	POF M	POF S	POF C

STRETCH

腳放在踏板下側，腳跟懸空，腳踝彎曲

盡可能伸展，直到小腿肚達到最大收縮

拇指側用力，伸展腳踝推踏板

伸展膝蓋

彎曲腳踝，直到感覺到小腿肚的伸展。

CONTRACT

重點在這裡！

小腿推舉的優點

這個動作的優點是，使用腿推機能輕易做出站姿做不到的伸展姿勢。而且操作重量可以相當高，適合當作中間角度的動作。如果踝關節推到筆直的程度，就成了收縮角度的動作。

用拇指球推踏板

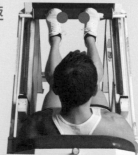

TARGET

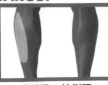

腓腸肌・外側頭

NO.182

站姿提踵（外側負重）

自重	自由重量	機械訓練	POF M	POF S	POF C

STRETCH

在有高低差的地方做，或在腳尖與地板之間墊楔片，就能產生伸展刺激。

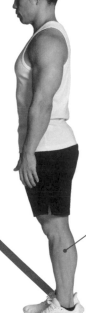

站直，意識集中於腳掌小指側（小指球）

盡量用小指側（小指球）推地板，伸展腳踝

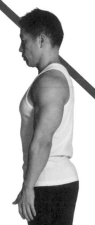

腳踝盡可能伸展，能明顯看到小腿肚肌肉。

CONTRACT

重點在這裡！

重心放在小指側

這個動作是用腳掌小指側（小指球）推地板，鍛鍊腓腸肌外側頭。不過，如果腳踝過於向側面彎曲，可能會導致扭傷，所以只要意識到施力的位置就可以了。

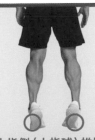

用小指側（小指球）推地板！

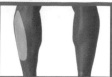
小腿推舉（外側負重）

腓腸肌・外側頭	自重	自由重量	機械訓練	POF M	POF S	POF C

STRETCH

腳放在踏板下側，腳跟懸空，腳踝彎曲

腳踝過度向側面彎曲會容易受傷，要小心。

小指側用力，伸展腳踝，踏板推到底

伸展膝蓋

彎曲腳踝，直到感覺到小腿肚的伸展。

CONTRACT

重點在這裡！

腓腸肌的肌肉溝因完全收縮而改變

要讓腓腸肌呈現飽滿分明的狀態，完全收縮是非常重要的。無論哪個動作，從小腿到腳尖筆直伸展，有沒有在收縮角度停留，會出現很大的差別。外側負重的小腿推舉受傷風險高，與其追求重量，不如仔細專注於收縮的動作。

用小指球推踏板

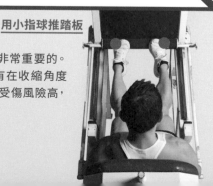

TARGET

比目魚肌

NO.184

屈膝提踵

自重	自由重量	機械訓練	POF M	POF S	**POF C**

DOWN

用重訓椅之類的東西支撐身體,彎曲膝蓋,形成前傾姿勢

要對比目魚肌施加刺激,先彎曲膝蓋非常重要。

維持姿勢,伸展腳踝

CONTRACT

重點在這裡!

了解比目魚肌的特性

比目魚肌位於腓腸肌深層,為了讓我們在站立狀態下不往前倒而活躍運作。因此,常做屈膝提踵之類項目可促進血液循環,有效消除疲勞。

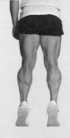

站姿

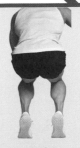

屈膝

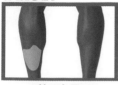

NO.185

負重坐姿提踵

比目魚肌	自重	自由 重量	機械 訓練	POF M	POF S	POF C

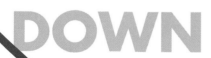

DOWN

坐在重訓椅上，
槓片放在大腿上

伸展腳踝，舉起槓片

CONTRACT

重點在這裡！

可操作大重量

比目魚肌、腓腸肌的作用是「踝關節蹠曲」，即伸展踝關節，在膝蓋彎曲的狀態下做這個動作。因為可操作的重量相當高，可以挑戰大型槓片。如果負重位置在內側，也能鍛鍊腓骨肌群。

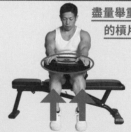

盡量舉重一點
的槓片！

TARGET

脛前肌

NO.186

足背屈（彈力繩）

自重	自由重量	機械訓練	POF M	POF S	POF C

RETURN

把彈力繩掛在腳尖

盡可能拉彈力繩，直到小腿前的脛前肌達到最大收縮。

上半身稍微向後倒，以免腿後側或小腿肚緊繃

彎曲腳踝，盡可能拉彈力繩

CONTRACT

重點在這裡！

把腳踝往面前拉是脛前肌的作用

脛前肌是小腿上直向分布的大肌肉，主要作用是「踝關節背曲」，即彎曲腳踝。彈力繩是不錯的選擇，但如果採取自重訓練的方式，增加次數，意識放在最大收縮，也會產生充分的刺激。

踝關節盡量彎曲！

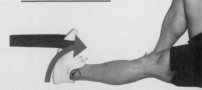

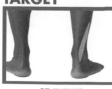

TARGET

NO.187

蹠曲與外展（彈力繩）

腓骨肌群

自重	自由重量	機械訓練	POF M	POF S	POF C

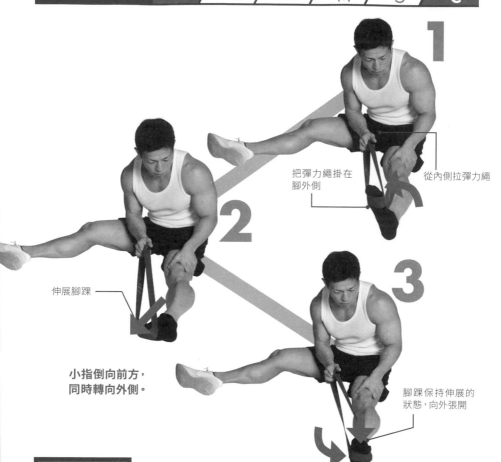

1

把彈力繩掛在腳外側

從內側拉彈力繩

2

伸展腳踝

小指倒向前方，同時轉向外側。

3

腳踝保持伸展的狀態，向外張開

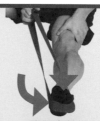

腳踝向前倒，同時向外張開

重點在這裡！

了解腓骨肌群的功能

腓骨肌群位於小腿外側，功能是「踝關節外翻」（腳踝向外側扭轉），以及「踝關節蹠曲」（伸展腳踝）。這個訓練同時做這兩種動作，所以把腳移到斜向位置。

TARGET

NO.188

負重坐姿提踵（內側負重）

腓骨肌群	自重	自由重量	機械訓練	POF M	POF S	POF C

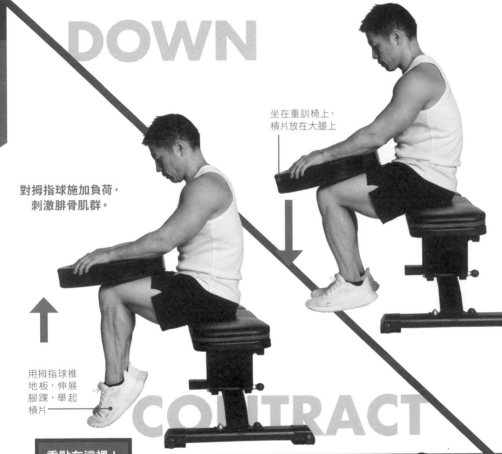

DOWN

坐在重訓椅上，
槓片放在大腿上

對拇指球施加負荷，
刺激腓骨肌群。

用拇指球推
地板，伸展
腳踝，舉起
槓片

CONTRACT

重點在這裡！

用把膝蓋抬向內側的感覺舉起槓片

這個動作加重了負重坐姿提踵（P234）對拇指球的負荷。用有點類似內八的姿勢，用拇指球推地板踮起腳，腳踝就會向外側斜向移動，提高對腓骨肌群的刺激。這個原理也適用於小腿推舉等動作，但如果膝蓋伸直，就會增強腓腸肌的作用。

在拇指側施
加負荷，同時
舉起槓片！

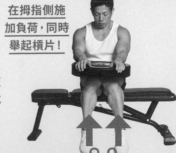

結語

讓訓練有效率、愉快，又能持之以恆

開始嘗試肌力訓練之後，最初會突飛猛進。就算你不假思索地去做臥推、深蹲等動作，身體應該也會有劇烈的變化。不過，這個「新手紅利期」會在三個月到半年間結束。接下來的日子就是每天腳踏實地進行一成不變的訓練，但不會有明顯的改變。我看過許多人因為覺得無趣，最後放棄了訓練。

我自己也經歷過好幾次停滯期。每次我都會不斷嘗試錯誤，反覆問自己：重量適當嗎？安排的計畫真的正確嗎？營養呢？睡眠呢？……我從這些反省中得到很多收穫，但讓我最有感的是「持續改變刺激」。

我們的身上有無數肌纖維，許多處於睡眠狀態中。無論你花了多久時間，持續練習臥推或深蹲等同樣的項目，依然會有肌纖維（或更細部的要素）沉睡不醒。不過，如果你能給予它們刺激，就能喚醒新的肌纖維，再次迎接成長期。而醒來的肌纖維可能不久後還是會進入停滯，此時就要再刺激新的肌纖維。我用這個方

238

法，雖然比賽時的體重並未增加，仍提高了健美比賽的排名。我相信，細部分區、滴水不漏的鍛鍊所打造出的零死角的肌肉，勝過單純的大塊肌肉。

大家的目的並不是「讓身體無限大」。多數人追求的應該是「雕塑身體細節」，例如倒三角、多塊腹肌等。當然，我們或許也想讓自己變大隻，但這可能會造成服裝尺寸不合、伙食費增加、心臟負擔提高等肌力訓練以外的問題。加強未經鍛鍊的部位與肌纖維更能讓你擁有好看的身材，也能愉快地持續訓練。

最重要的是，應該要早點達到「理想體型」。人生只有一次，有的理想體型必須經年累月才能鍛造而成，追求這樣的目標也是一種美學。不過我覺得，對大多數人來說，能夠長期維持「理想體型」才是幸福的。希望這本書能幫助大多數的人，避免浪費不必要的時間。

　　　　　　　岡田　隆

細節無敵多的超強練肌圖鑑
南瓜肩、鬼背，打造理想體態不盲練，
體大教授＋健美金牌選手不藏私的 188 個訓練動作全剖析
世界一細かすぎる筋トレ図鑑

作　　　　者	岡田隆	
翻　　　　譯	林雯	
審　　　　定	蔡其錩	
封 面 設 計	比比司	
內 頁 排 版	賴姵伶	
行 銷 企 劃	蕭浩仰、林紫涓	
行 銷 統 籌	駱漢琦	
業 務 發 行	邱紹溢	
營 運 顧 問	郭其彬	
責 任 編 輯	劉文琪	
總 編 輯	李亞南	

出　　　　版	漫遊者文化事業股份有限公司
地　　　　址	台北市松山區復興北路331號4樓
電　　　　話	(02) 2715-2022
傳　　　　真	(02) 2715-2021
讀 者 服 務 信 箱	service@azothbooks.com
漫 遊 者 臉 書	www.facebook.com/azothbooks.read
漫 遊 者 書 店	www.azothbooks.com
劃 撥 帳 號	50022001
戶　　　　名	漫遊者文化事業股份有限公司

發　　　　行	大雁文化事業股份有限公司
地　　　　址	台北市松山區復興北路331號11樓之4

初 版 一 刷	2023年 6月
定　　　　價	台幣 580元

ISBN　978-986-489-797-1

有著作權‧侵害必究（Printed in Taiwan）
本書如有缺頁、破損、裝訂錯誤，請寄回本公司更換。

SEKAIICHI KOMAKASUGIRU KINTORE ZUKAN
by Takashi OKADA
© 2021 Takashi OKADA
All rights reserved.
Original Japanese edition published by SHOGAKUKAN.
Traditional Chinese (in complex characters) translaitn rights
in Taiwan
Arranged with SHOGAKUKAN through Bardon-Chinese
Media Agency.

國家圖書館出版品預行編目 (CIP) 資料

細節無敵多的超強練肌圖鑑：南瓜肩、鬼背，打造理
想體態不盲練，體大教授＋健美金牌選手不藏私的
188 個訓練動作全剖析/ 岡田隆著；林雯譯. -- 初版. --
臺北市：漫遊者文化事業股份有限公司出版：大雁文
化事業股份有限公司發行, 2023.06
　　面；　　公分
譯自：世界一細かすぎる筋トレ図鑑
ISBN 978-986-489-797-1(平裝)
1.CST: 健身運動 2.CST: 運動訓練 3.CST: 肌肉
　411.711　　　　　　　　　　　　　112006666

日文版 STAFF
企画‧編集 / 千葉慶博 (KWC)
取材‧構成 / 相澤優太
カバーデザイン / 渡邊民人 (TYPEFACE)
本文デザイン / 清水真理子 (TYPEFACE)
撮影 / 蔦野裕
イラスト / 中村知史
モデル協力 / 五味原領
編集アシスタント / 小山まぐま (KWC)
校正 / 株式会社ぷれす

https://www.azothbooks.com/
漫遊，一種新的路上觀察學

漫遊者文化　Azothbooks

https://ontheroad.today/about
大人的素養課，通往自由學習之路

遍路文化，線上課程